좋은 땀, 나쁜 땀, 이상한 땀

신경외과 전문의 윤강준 대표 원장이 알려주는 다한증 치료법

좋은 땀, 나쁜 땀, 이상한 땀

신경외과 전문의 윤강준 대표 원장이 알려주는 다한증 치료법

ⓒ윤강준 2020

초판 1쇄 발행 2020년 9월 21일

글 윤강준

펴낸곳 도서출판 가쎄 [제 302-2005-00062호]
주소 서울 용산구 이촌로 224, 609
전화 070. 7553. 1783 / 팩스 02. 749. 6911

ISBN 979- 11- 91192- 02- 5 /03510

값 15,000원

홈페이지 www.gasse.co.kr
이메일 berlin@gasse.co.kr

좋은 땀, 나쁜 땀, 이상한 땀

신경외과 전문의 윤강준 대표 원장이 알려주는 다한증 치료법

gasse•가쎄

차례

서문

왜 다한증은 극복되어야 하는가?

오늘날의 의술은 인체의 모든 영역에 대한 이해와 인식이 확장되었고 의료장비의 개선, 꾸준한 연구와 임상 치료들로 인해 더욱 선명한 빛을 보게 되었습니다.

이전에는 생사를 오가는 큰 병이었을 때 주로 수술을 하는 경우가 많았는데 지금은 개인의 요구와 환경 직업의 활동에 따라 세밀하게 진료를 해서 원인을 찾아내어 적극적으로 수술이나 치료를 하는 사람들이 많아졌습니다. 그 덕분으로 다한증 치료도 나날이 변화하고 있습니다.

다한증이란 무엇인가?

다한증은 비정상적으로 과도하게 땀을 많이 흘리는 질환으로 교감신경계의 부조화로 발생하며 손, 얼굴, 손바닥, 발바닥, 겨드랑이 등에 나타나 부위에 따라 얼굴(안면) 다한증, 겨드랑이 다한증, 손/발 다한증으로 나뉘고 있습니다. 또한, 다한증은 다양한 연령층에서 증세를 볼 수 있습니다. 몸에서 과도하게 땀이 나면 환자 본인이 느끼는 불편함도 크지만 타인에게도 불쾌감을 줄 수 있습니다. 그래서 대인관계나 사회생활로부터 도피하는 경향도 발생하고 이런 심리적인 후퇴가 진행되면 우울증이나 대인기피증을 앓는 경우도 있습니다.

그동안 다한증에 관한 치료는 잘 알려지지 않은 것이 사실입니다.
특히 수술에 대한 정보는 잘 모르고 있는 경우가 많아서 민간요법이나 대체요법(한방치료 등)으로 주로 치료되어오면서 오랜 시간 동안 방치되거나 완치에 대한 낮은 기대치에 머물러 있었습니다.

저는 지난 30년 동안 많은 다한증 환자를 치료하면서 만족할만한 완치의 결과를 보아왔습니다. 다한증 질환의 보존적 치료법으로는 보톡스, 외용연고 사용을 권하기도 하지요. 그러나 이러한 치료법은 유지 기간이 짧아 중증 다한증 환자들에게 적합하지 않을 때가 많습니다. 얼굴, 손, 발, 겨드랑이 등에 너무 많은 땀이 나서 불편한 일상생활이 지속된다면 내시경을 이용한 치료를 고려할 수 있습니다.

처음 다한증 수술을 할 때와 의학은 하루가 다르게 변하고 있습니다.
저희 병원의 적극적인 치료로서는 단일공 교감신경 절제술을 시행하고 있습니다.

내시경, 즉 흉강경의 해상도 발전과 마취의학의 발전, 수술방의 최첨단 장비와 시스템 덕분에 수술할 때의 의사와 환자의 편리성에 따라 위치도 바꿔가며 안전한 방식으로 많은 불편이 해결되었습니다.

특히 그동안 연구해온 단일공 교감신경 절제술(Endoscopic Thoracic Sympathectomy)은 내시경으로 정확히 위치를 파악하여 다른 부위의 손상이 없도록 하는 고도의 기술과 경험이 필요한 치료입니다.

하지만 모든 수술의 부작용처럼 교감신경 절제술 또한 부작용의 사례도 있어(외국 논문) 망설이게 하고 다시 치료의 결심을 멈추게 합니다.
그러나 교감신경 절제로 인한 시술로 보상성은 일부 적은 환자에게 나타나는 보상성이라서 수술 후 95% 이상의 환자들이 만족합니다.

이 수술은 기능 이상으로 항진된 교감신경을 차단해 증상을 완화시키는 수술입니다. 또한 이 수술의 장점은 완치율이 높고 환자들이 만족감을 느끼며 1박 2일 입원 퇴원이 가능할 만큼 일상생활의 복귀가 빠른 치료법입니다. 저는 지난 2019년에 대한신경외과학회 제59차 추계학술대회에서 'Video assisted endoscopic tranansthoracic T4 sympathectomy(ETS) for palmar hyperhydrosis via single port'를 주제로 교감신경 절제술 치료 연구 논문을 발표했습니다. 학계에서는 다한증 환자의 비율이 점점 높아지고, 그에 따른 세밀한 수술 연구를 활발히 하고 있기에 반응이 좋았습니다.

제가 이렇게 다한증에 대해서 더욱 깊이 연구할 수 있었던 것은 첫째 다한증은 단순한 신체적 기관의 오류이기 때문이고, 둘째 증상에 의한 정신적 스트레스로 일반적인 삶에 부작용을 가져오는 경우가 많기 때문입니다. 수면 장애, 소화 장애와 같은 병이 동반되는 질병입니다. 셋째 수술 후 완치율이 높아 극복될 수 있는 질병입니다.

다한증의 적극적인 치료는 삶의 질을 높여줍니다. 그러므로 다한증의 올바른 치료의 의미는 모두 치료를 받고 난 이후 일상으로 복귀하여 풍요롭고 안정적인 삶을 누리는 것입니다.

많은 환자들이 수술에 대해서 우려하거나 반신반의하다가 수술을 받고 난 이후 땀이 없어지자 삶의 질이 완전히 달라졌다고 기뻐했습니다. 위축되어 있던 마음에 자신감을 되찾아 행복해하는 환자들의 감사 인사를 받을 때 제가 더욱 기쁘고 다한증에 관한 연구를 좀 더 면밀히 해야겠다는 생각을 했습니다.

완치율을 생각하면서 땀 때문에 불편하고 힘들어하는 분들에게 이 책이 다한증을 이해하고 치료하는데 길잡이가 되어줄 수 있길 바랍니다.

강남베드로병원 연구실에서

윤강준

1장 땀은 소중하다

땀이 안 나는 사람은 거의 없습니다. 더운 여름철 가만히 있어도 땀이 줄줄 나는 현상, 감기에 걸렸을 때 몸이 땀으로 뒤범벅되는 현상, 운동을 가열차게 한 뒤에 땀이 흐르는 현상 모두 지극히 정상적인 신체 반응입니다. '땀 흘린 만큼 보람이 있다.'라는 말을 종종 쓰는데 무엇인가 신경을 쓰면 땀이 나는 현상 또한 우리 신체의 반응 중 하나입니다. 땀이나는 것은 지극히 건강한 현상이고, 땀으로 인해 우리 신체는 정상적인체온을 유지하고 제 기능을 지키기도 합니다. 땀은 99%의 물과 나트륨, 요산, 요소, 염소, 칼륨, 젖산, 질소 함유물 등으로 구성되어 있는데 이1%의 요소로 인해 땀을 많이 흘렸을 때 옷이 변색되기도 합니다.

그렇다면 과연 땀이란 신체에 어떤 기능을 하는 걸까요?

첫째, 땀은 우리 신체에 체온을 조절해 줍니다.
삼복더위에 줄줄 흐르는 땀은 몸의 체온을 조절하기 위한 작용이랄 수있습니다. 높은 온도에 반응하는 몸이 땀을 배출하면서 체온을 유지하지요. 무더위에도 사람이 36.5℃의 일정한 체온을 가질 수 있는 것 또한 땀덕분이랄 수 있습니다. 운동으로 체온이 높아진 경우에 흐르는 땀도 똑같은 작용을 합니다. 몸에 열이 나면 땀이 흘러 일정한 체온을 유지해 주는 역할을 하니 땀은 우리 몸에서 꼭 필요한 작용을 하고 있는 것입니다.

둘째, 땀은 피부의 보습 역할을 합니다.

땀 속에 있는 나트륨, 요소 등은 물과 친한 성분으로 높은 천연 보습효과를 가지고 옵니다. 피부가 건조하지 않고 촉촉하게 유지되는 것은 땀이 적절하게 나오기 때문에 가능한 일입니다. 반면 땀을 흘리지 않는 사람은 피부가 건조해져서 각종 피부 트러블을 유발하기도 합니다.

셋째, 땀은 항균 작용을 합니다.

땀 속에는 항균펩티드 등 생체방어에 영향을 미치는 물질도 들어 있습니다. 항균펩티드는 피부 표면에서 악영향을 주는 박테리아를 박멸하거나 억제해 주죠. 피부 표면에는 유익하기도 하고 유해하기도 한 각종의 균이 같이 살고 있는데 땀이 제대로 작용한다면 적절한 유익균이 생성됩니다. 땀이 세균총의 밸런스를 조절해 주는 중요한 작용을 하고 있다는 증거가 되기도 합니다.

넷째, 땀은 알레르기를 억제합니다.

알레르기의 원인인 진드기 등의 항원(抗原)은, '프로테아제'라고 불리는 단백분해효소를 갖고 있습니다. 그 효소는 단백질을 녹임으로써 피부에 들어와 염증을 일으키기도 합니다. 땀은 이런 단백분해효소를 억제하면서 알레르기 원인이 되는 항원의 악영향을 억제하기도 합니다.

땀은 신체에 어떤 기능을 할까?

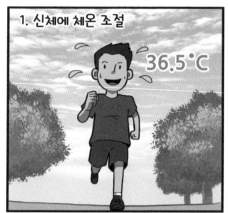

1. 신체에 체온 조절

36.5°C

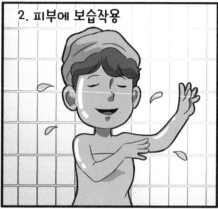

2. 피부에 보습작용

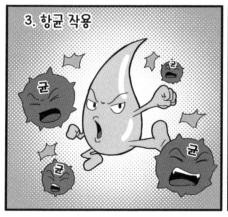

3. 항균 작용

균

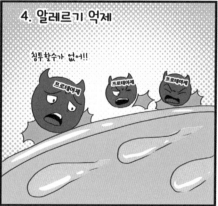

4. 알레르기 억제

침투할수가 없어!!

프로테아제

자율신경은 우리 몸의 각 기관을 조절하는 오케스트라입니다.

우리 몸을 관장하는 신경은 크게 세 가지 있습니다. 운동신경, 감각신경, 자율신경이지요. 운동신경은 움직일 때 작동하는 것이고, 감각신경은 아픔을 느끼는 신경입니다. 자율신경은 기관을 조절하는 오케스트라라고 생각하면 됩니다. 자율신경이 우리 몸의 조화를 이뤄주기 때문입니다. 자율신경에는 교감신경과 부교감신경이 있는데 그중 교감신경이 땀샘을 조절합니다.

우리 몸에는 두 가지 종류의 땀샘이 있습니다. 바로, 에크린선과 아포크린선입니다. 약 200~400만 개의 땀샘이 있는데, 이 땀샘들은 우리 몸의 표면 전반에 걸쳐 퍼져 있습니다. 주로 손, 발, 겨드랑이, 사타구니 등에 땀샘이 발달해 있고, 땀샘이 전혀 없는 곳도 있습니다. 땀샘은 피부의 진피 깊숙이 박혀 쉬지 않고 작용을 하게 됩니다.

이렇게 우리 몸에 소중한 역할을 해주는 땀은 일반인의 경우 보통 하루에 가만히 있어도 600~700ml를 배출합니다. 특별히 운동할 때는 하루에 흘리는 땀의 양이 운동의 정도에 따라 다르겠지만 4,000~10,000ml 정도까지 흐르기도 합니다. 물론 더 심한 운동을 해서 엄청난 양의 땀을 흘리는 운동선수들도 있습니다. 그렇게 많은 땀을 흘리고도 몸의 기능은 정상적인 것이 신기한 땀의 작용입니다.

간혹 시험을 앞두고 긴장해서, 맵고 짠 음식을 먹어서 나는 땀으로 곤혹스러운 적이 있는 사람들이 있는데 지극히 정상적인 작용이기도 합니다. 하지만 땀이 비정상적으로 많이 나 일상생활에 불편을 겪는 사람들이 점점 많아지고 있습니다.

얼마나 많은 사람들이 다한증으로 고통받고 있을까요?

2019년도에 대한신경외과 학회에서 다한증에 대해서 발표한 자료를 이야기해보겠습니다. 다한증은 결국 우리 몸에 땀이 많이 나는 것을 말하는데 주로 땀은 땀샘에서 나옵니다. 땀샘은 교감신경의 지배를 받아서 나오게 됩니다.

땀이 많이 나오는 이유는 두 가지의 경우가 있습니다. 1차성으로 나오는 것과 2차성으로 나오는 것. 여기서는 1차성으로 나오는 것이 치료의 초점이라고 할 수 있습니다. 우리 몸에 땀샘이 많은 부분은 손, 발, 겨드랑이, 머리 위입니다. 주로 대칭성으로 나오는 경우인데 유년기에서부터 생기게 됩니다. 환자의 50%가 다한증 가족력이 있는 경우가 많습니다.

2차성에 대해서는 식은땀이 나는 경우로, 체질성 질환에 따른 이유로 발생합니다. 그렇다면 발생 빈도는 어느 정도일까요? 의외로 굉장히 높은 빈도의 사람들이 다한증으로 고통을 받고 있는 것으로 나타났습니다. 미국에서는 4.8%, 중국에서는 14.2%. 일본에서는 12.8%로 많은 사람이 다한증을 가지고 있다고 밝혀졌습니다. 그중에서 1/3가량이 심각한 중증 이상의 다한증 증상을 보이고 있습니다.

이와 같이 다한증 증상을 나타내는 환자의 수가 점차 증가하고 있는 현상을 알 수 있습니다. 또한 증상도 각양각색으로 나타나고 있습니다. 그럼 중증 이상의 증상들에 대한 이야기를 다음 장에서 상세하게 해보도록 하겠습니다.

2장 _ 내 땀이 이상하다?

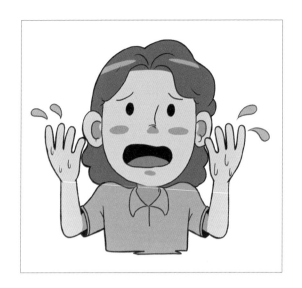

1. 손 다한증

"핸드폰 패턴이 인식되지 않을 정도로 땀이 나요."
"수험생인데 시험지와 OMR 카드가 흥건히 젖어서 매번 시험을 망칩니다."

우리는 일상생활에서 대부분의 일을 손을 통해 할 때가 많습니다. 업무를 보는 일도, 밥을 먹는 일도, 서류를 펼쳐서 볼 때, 컴퓨터를 할 때, 그리고 사람을 만나서 악수를 할 때, 요리를 할 때 등 우리 일상생활의 활동 대부분이 손을 통하지 않고는 할 수 없는 일들이 많습니다. 이처럼 손은 활용 빈도가 매우 높은 신체 부위입니다.

손에 과도한 땀이 나는 손 다한증을 가진 사람은 그런 면에서 사회생활과 경력 등에 부정적인 영향을 많이 받고 있습니다. 손바닥 다한증은 다른 어떤 부위의 다한증보다 가장 부정적으로 삶에 영향을 미친다고 발표되어왔습니다. 그래서 더욱 활발하게 치료법이 연구되고 있기도 합니다.

다한증을 가진 사람은 인구의 0.4~0.6%입니다. 그중에서 약 15~20%는 수술이 필요한 경우입니다. 수술을 하게 되면 대부분은 완치가 되는 경우가 많습니다.

다한증 수술은 과거에는 등 뒤를 열어서 신경절을 절제하는 수술법이었다가 점차 기술이 진보되고 기구가 발달되어 흉강내시경이 도입되면서 불필요하게 등을 절제하지 않고 흉강경을 통해서 겨드랑이 옆으로 교감신경절을 절제하는 방법이 개발되었습니다.

그러나 이러한 교감신경 절제술을 통해서 수술한 후 뜻하지 않게 손과 발에는 땀이 나지 않지만 그 이외의 등, 가슴, 사타구니 등에 과도하게 땀이 나는 부작용이 발생하기도 했습니다. 많은 의사와 환자들은 과연 이런 치료법이 환자에게 도움이 될 수 있느냐는 의문이 생겼습니다. 이후 더욱 활발히 의학자들이 이를 연구하기 시작했습니다. 그러면서 제2 신경절을 절제하는 것이 아니고 제4의 신경절을 절제함으로써, 또한 신경절과 신경절 사이에 체인이 있는데 그것만 단순하게 절제해도 큰 효과가 있다는 것을 입증하였습니다.

최근 트렌드는 제4 교감 신경절을 절제하는 것인데 이 수술을 통해서 보상성 다한증이 10% 미만으로 발생하고 있습니다.

손 다한증이 있는 경우 발에도 같이 땀이 나는 환자분들이 대부분입니다. 제4 교감 신경절을 절제하게 되면 발 다한증도 약 70% 환자는 좋아집니다.

손 다한증! 이렇게 치료하면 된다!

① 처방전 없이도 구입할 수 있는 제품 '발한 억제제'를 이용
발한 억제제는 비침습적이며 국소적으로 피부에 적용할 수 있습니다. 처방전 없이 구입할 수 있는 제품을 사용했을 때 미미한 효과라면 병원 진료를 통해서 처방받아 더 강력한 처방약을 시도할 수도 있습니다. 하지만 강력한 처방을 하기 전에 제품을 사용하면서 효과를 최적화하고 자극을 최소화하는 것이 좋습니다.

억제제를 바르는 방법은 다음과 같습니다.

- 취침 전 밤에 바른다.

- 완전히 건조한 피부에 바른다.

- 발한 억제제가 있는 손을 감싸거나 막지 말아야 한다.

통풍이 안 되면 피부가 심각하게 자극되기 때문입니다.

② 이온 영동 방법

이온 영동법은 전해질 용액이 담긴 곳에 손과 발 등 다한증이 있는 부위를 담근 후 전기 자극을 가하는 방법입니다. 이때 수소 이온이 피부의 땀샘을 막아 땀 분비를 줄여주는 효과를 냅니다. 올바르게 장치를 사용하고 치료하면 땀이 나는 손바닥을 가진 사람들에게 매우 좋은 성공률로 치료가 되는 요법으로 입증되었습니다. 자세한 사항은 이후 치료법에서 다루기로 하겠습니다.

③ 보톡스 방법

땀이 나는 손바닥에 대한 또 다른 치료 옵션은 보톡스가 있습니다. 이때의 보톡스는 보툴리늄 톡신 A라고도 합니다. 보툴리늄 독소 주사법은 클로스트리디움 보툴리늄이라는 박테리아에서 분비되는 신경 독소 중 A형 독소를 땀이 많이 나는 부위에 주입하면서 발한을 줄이는 방법입니다. 숙련된 전문가가 손바닥에 보톡스를 주입하면 효과는 지속되지만 약 3~6개월 정도로 유한한 효과이긴 합니다. 그리고 우리 몸의 손바닥과 발바닥은 가장 예민한 피부이기도 하기에 심한 통증을 수반하기도 합니다. 사용에 주의해야 하는 환자들도 더러 있습니다. 손의 신경을 이용해서 물건을 잡거나 꼬집는 행위에 힘이 떨어져서 무딘 감각을 가지게 될 수도 있습니다.

④ 내시경 흉부 교감신경 절제술 방법

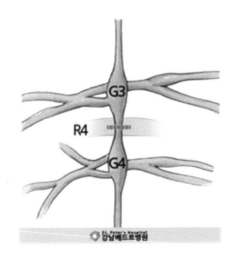

손 다한증의 신경 절제술 부위

앞서 말한 비침습적인 치료가 효과가 없다고 판명되면 가장 효과가 높은 내시경 흉부 교감신경 절제술이 최종 수단이 될 수 있습니다. 수술은 환자를 반쯤 일으킨 상태에서 하게 됩니다. 이렇게 해야지만 하루에 양쪽 수술이 쉽고 안전하고 빠르게 진행될 수 있습니다. 과거에는 환자가 한쪽으로 누워서 하는 수술이 있었는데 이런 방법은 불편하고 비효율적이라 많은 것에서 어려움을 겪었습니다. 이제 비교적 쉬운 방법을 찾아볼 수 있게 되었습니다. 손 다한증인 경우 흉추 3번과 4번의 교감신경이 지나가는 길에 절제술이 효과가 있습니다. 과거에는 교감신경 절제수술 시 주변에 있는 많은 신경절과 신경 이음을 모두 절제해야 치료할 수 있는 방법을 선호했었는데 지금은 단순히 신경절과 신경절의 이음매를 절단하는 것이 더욱 효과가 있고 보상성 땀이 날 확률도 줄어듭니다.

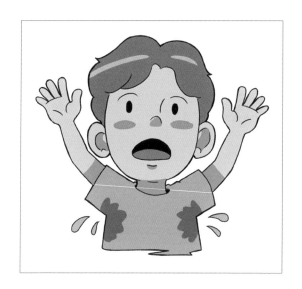

2. 액취증 및 겨드랑이 땀

"여름이 두려워요. 겨드랑이에서 나는 암내 때문에 고민입니다."
"땀 냄새가 심해요. 향수를 아무리 뿌려도 더욱 역한 냄새로 변할 뿐입니다."

무더운 여름이 오면 고민하는 사람들이 있습니다. 유독 땀이 많은 사람들입니다. 특히, 겨드랑이, 사타구니 등에 고인 땀 때문에 고민인 사람들이 많습니다. 사람들은 고민을 하다가 데오드란트 제품을 구입해서 사용하기도 하고, 땀에서 나는 액취증 때문에 향수를 뿌리기도 하지요. 하지만 이런 제품을 사용한다고 해도 땀에서 나는 고약한 냄새를

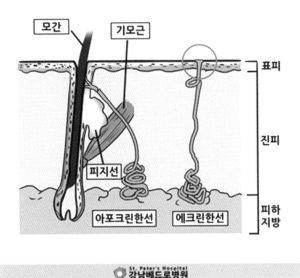

가리기에는 역부족일 때가 많습니다. 특히, 암내라고 부르는 액취증은 일상생활에 큰 지장을 줄 정도로 콤플렉스를 가져다주기도 합니다. 이번에는 액취증에 대해서 자세히 알아보도록 하겠습니다.

흔히, 많은 사람들이 액취증과 다한증을 혼동하기도 하는데 엄격히 말하면 그 원인부터 다른 질환입니다. 다한증은 땀이 병적으로 많이 나면서 땀샘에서 과도한 분비를 유발하는 병입니다. 반면 액취증은 겨드랑이에 있는 아포크린 한선에 세균이 감염되어 고약한 냄새가 나는 것을 말합니다. 보통 암내라고 부르는 것이 바로 액취증입니다.

암내는 가족력이 있는 경우가 많습니다. 그리고 남자의 경우 더 심하기도 합니다. 우리 몸에서 겨드랑이는 아포크린선이 주로 분포된 곳입니다. 여기서 분비되는 무색, 무취의 분비물이 에크린선에서 분비된 땀과 혼합된 뒤 피부 표면에 있는 양성 세균을 분해하면서 지방산과 암모니아가 생성되어 액취증이 발생하는 것이지요. 개인위생이 중요하게 생각되는 현대 사회에서 겨드랑이 냄새가 날 경우 대인관계를 기피하게 되는 것은 물론이고 정신적으로 위축을 초래할 수도 있습니다.

액취증의 치료는 겨드랑이의 아포크린 땀샘의 제거에 초점이 맞춰져 있습니다. 우리 몸의 땀샘은 두 종류가 있다고 말씀드렸지요. 첫 번째, 무색·무취·무미로 체온조절과 노폐물 배출을 담당하는 에크린선(eccrine gland)이 있고요. 두 번째, 겨드랑이 등 특정 부위에 집중적으로 발달해 지방산과 유기물질을 배출시키는 아포크린선(apocrine gland)이 있습니다. 액취증은 아포크린선에 배출되는 땀이 체표면에 흘러나와 세균과 반응하게 되면서 생기는 냄새입니다.

액취증! 자가 관리로 치료해보자!

적극적인 치료법 이외에도 자기 관리 방법으로 냄새를 줄일 수 있는 습관들이 있습니다.

비누로 자주 씻는다. (비누 자체가 항균 항바이러스 효과가 있다)
청결을 유지하고 겨드랑이 부근을 항상 건조한 상태를 유지하는 것이 좋다. 액취증 최선의 예방은 청결이다.

겨드랑이 제모을 자주 한다.
겨드랑이 털은 피지와 엉켜 세균이 번식하기 좋은 온도와 환경을 조성하고 있다. 가급적 겨드랑이의 털을 제거하여 청결을 유지하는 것이 권장된다.

냄새를 제거하는 소취제, 데오드란트 등를 사용하라.
데오드란트는 땀샘 주변의 모세혈관을 수축시키고 모공 입구를 줄여 땀의 분비를 억제하는데 작용한다. 하지만 습진이나 염증 등 피부 트러블을 일으킬 수도 있기에 주의해서 사용해야 한다.

파우더를 바르거나 건조하라.

습한 겨드랑이의 건조를 위해 파우더를 바르거나 건조를 목적으로 티슈를 사용해보면 좋을 것이다.

스트레스 관리를 하라.

과도한 스트레스는 정신적으로 강한 긴장을 불러온다. 긴장감은 땀의 분비를 촉진시키기에 액취증을 심하게 하는 요인이 되기도 한다.

액취증! 자가 관리로 치료해보자!

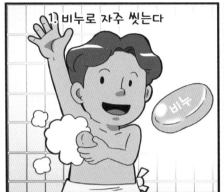

1. 비누로 자주 씻는다

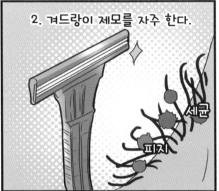

2. 겨드랑이 제모를 자주 한다.

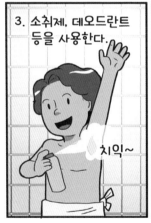

3. 소취제, 데오드란트 등을 사용한다.

치익~

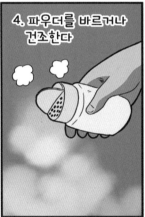

4. 파우더를 바르거나 건조한다

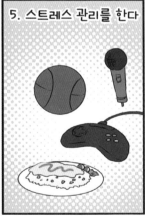

5. 스트레스 관리를 한다

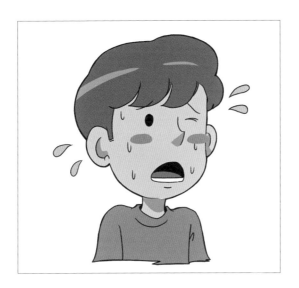

3. 두한증

"얼굴에 땀이 줄줄 흘러 화장이 늘 지워져요!"
"음식을 먹을 때 머리 땀이 얼굴로 흘러내려 늘 수건이 필요합니다. 중요한 식사 미팅도 꺼려지고요."

두한증의 고민을 안고 병원으로 오는 환자들이 많습니다. 얼굴에 땀이 심하게 나거나 얼굴이 붉어지는 홍조가 생기고 머리 쪽으로 땀이 줄줄 흐르는 것을 두한증이라고 합니다. 음식을 먹거나 사람들과 대화할 때 얼굴이 땀범벅이 되어 수건을 가지고 다니면서 얼굴에 철철 흐르는 땀을 닦는 사람. 이 사람은 두한증(두개·안면 다한증)을 가지고 있는 것입니다. 두한증은 두피, 코, 턱, 뺨에 땀이 더 많이 생성되어 발생합니다. 안타깝게도 명백하게 밝혀진 두한증의 원인은 없습니다. 그저 일생 동안 사람들에게 영향을 미치는 다한증의 형태인 일차 국소 다한증으로 분류될 뿐입니다.

전체 인구의 약 3%가 원발성 국소 다한증으로 고생하며, 그중 약 5분의 1은 얼굴 발한 증상을 일으키는 것으로 밝혀지고 있습니다. 여성보다는 남성에게 영향을 더 미치는 경향도 있습니다. 생명에 지장이 있는 병은 아니지만 일상생활에 큰 불편을 초래해서 두한증을 치료받지 않으면 삶의 질이 떨어지는 부정적인 영향을 끼치기 마련입니다.

예를 들어 많은 여성들이 화장을 할 수 없으며, 그렇다 보니 여성 환자들은 불편함으로 비정상적인 콤플렉스를 가질 수 있습니다. 그리고 얼굴을 마주 보며 사회생활을 하는 데도 큰 지장을 주어 사회생활 속에 커뮤니케이션을 하는 데도 지장을 초래합니다. 그로 인한 불안감도 형성이 됩니다. 때로는 대인기피증으로까지 이어지기도 합니다.

과도한 얼굴 발한을 유발할 수 있는 다한증에는 두 가지 주요한 하위 유형이 있습니다. 1차 국소 다한증과 2차 다한증입니다. 2차 다한증은 특정 요인에 의해 발생하기 때문에 어떤 원인이 발한을 일으키는지 아는 것이 중요합니다.

1차 국소 다한증의 이유는 안타깝게도 정확하게 밝혀지지 않았지만 교감신경의 과민으로 발생되었다고 판단합니다. 다한증이 있는 사람은 정상적인 땀샘이지만 기능의 이상으로 훨씬 더 많은 땀을 생성하고 있습니다. 스트레스가 원인이 되는 경우도 있습니다. 과도한 스트레스를 받았을 때 생성되는 열이 얼굴과 목에 땀을 흘리게 할 수 있기 때문입니다. 이런 증상은 남성에게 발생할 가능성이 높고 일반적으로 초기 성인기부터 시작됩니다.

2차 다한증으로 의심되면 우리 몸에 다른 근본적인 문제가 있다는 걸 의미합니다. 얼굴, 두피, 목 발한이 유발되는 이유로 감염, 내분비 장애, 약물 사용, 암과 같은 문제 등을 포함하고 있는 것이 2차 다한증입니다. 다른 원인이 있는 2차 다한증으로 판별이 되더라도 당황하지 마십시오. 다행히 여러 가지 치료법이 있습니다. 그 원인이 병증으로 인한 것이기에 두렵게 들리더라도 필요한 치료를 받으면 나아질 수 있습니다. 2차 다한증의 가장 흔한 원인은 약물 부작용이며, 현재 복용 중인 모든 약물과 보충제에 대해 의사에게 알리는 게 좋습니다.

이렇게 환자별로 유형이 달리 파악될 수 있기 때문에 치료 유형도 달라질 수 있습니다. 1차 다한증 환자의 경우는 안면 발한을 줄이고 치료를 통해 증상을 관리하는 방법으로 방향을 설정해야 합니다. 2차 다한증으로 인해 땀을 흘리는 경우, 근본적인 문제를 제거하거나 원인이 되는 물질을 살펴보면서 증상을 관리해야 합니다.

두한증! 이렇게 치료하면 된다!

다행히 두한증을 치료할 수 있는 여러 가지 방법이 있습니다. 자신에게 맞는 치료법을 찾아서 발한을 줄이고 불안을 줄일 수도 있게 됩니다.

① 발한 억제제-크림

첫 번째 치료법은 국소 발한 억제제 크림을 사용하는 것입니다. 크림에는 다한증 비처방 국소용 크림 알루미늄 클로라이드와 에크 생성 땀 분비의 양을 감소시키는 물질이 포함되어 있습니다. 비처방의 국소용 크림이 만약 효과가 없다면 처방용 국소 크림을 사용하면 됩니다.

처방용 국소 크림은 항콜린제, 일반적으로 글리코 피롤 레이트를 함유하고 있어서 크림을 지속적으로 사용하면 됩니다. 가장 최근의 연구에 따르면 2% 함량으로 글리코 피롤 레이트를 포함하고 있는 크림이 과도한 얼굴 발한에 효과적인 치료제가 된다고 발표하였습니다.

② 경구 약물 복용

국소 크림이 효과가 없다면 항콜린제라고 하는 경구용 약물을 처방받을 수 있습니다. 이 약은 전신에 작용합니다. 약에 포함되어 있는 아세틸콜린이 신경 전달 물질의 결합 능력을 방해함으로써 땀 생성을 줄이는 작용을 하지요. 하지만 약이 일정 부분 도움이 되는 경향도 있지만 부작용이 나타날 수도 있습니다. 약을 복용한 환자들 중 일부는 구강 건조의 부작용을 호소하기도 했습니다.

③ 보톡스

세 번째 치료법으로는 보톡스 주사가 있습니다. 국소 치료제와 구강 약물이 환자를 돕지 못했을 때 사용되는 경우가 많지요. 보통 보톡스 주사는 겨드랑이의 다한증 치료에 가장 많이 사용되지만 두한증에도 효과를 나타냅니다. 두한증의 치료를 위한 보톡스 주사에는 보툴리눔 독소 A가 사용됩니다. 보툴리눔 독소 A는 비교적 안전하고 효과적인 치료법으로 밝혀졌습니다. 하지만 간혹 얼굴 비대칭과 안면마비를 유발하는 보톡스 주사로 인해 미학적인 문제가 발생할 수도 있습니다.

④ 내시경 흉부 교감신경 절제술
교감신경 절제술은 교감신경절의 신경이 에크린 땀샘에 분포되어 있는데 이 교감신경이 과민반응으로 발생되므로 이를 절제하는 수술을 말합니다.

교감신경절은 땀샘과 나머지 신경계를 연결하는 신경계의 일부인데, 교감신경절에서 신경이 분리되면 더 이상 해당 위치의 땀샘과 통신할 수 없기 때문에 신체의 특정 영역에서 신체가 땀을 흘리지 않게 됩니다. 많은 두한증 환자가 이 수술을 통해서 일상의 불편함을 줄여왔습니다. 일반적으로 머리와 목의 발한을 없애기 위해서 수술은 척추의 T2 또는 T3 부위에서 절제를 합니다. 신경은 클리핑, 절개, 절제 및 클램핑을 포함한 다양한 수단에 의해 차단될 수 있습니다. 내시경 흉부 교감신경 절제술은 두한증을 막는데 효과가 탁월합니다.

그런데 가끔 부작용이 발생하는 경우가 있습니다. 바로 보상성 땀입니다. 보상성 땀이란 것은 두한증 수술로 인해 머리와 얼굴에 땀이 나지 않는 대신 다른 신체 부위에 과도하게 땀을 흘리게 되는 경우를 말합니다. 가령 머리에 흐르던 땀은 멈췄는데 앞가슴이나 허벅지가 땀으로 흥건해지는 현상이 생기기도 합니다.

보상성 땀이 생겼을 경우 레이저 시술로 땀샘을 제거해 주거나 교감신경을 둔화시켜 주는 방법이 있습니다. 이 시술은 환자에게 보상성 땀 현상이 나타났을 때 시술을 통하여 쉽게 보상성 땀이 나지 않는 상태로 되돌릴 수 있습니다.

이렇게 다양한 방법으로 두한증의 치료를 도울 수 있는데, 환자의 만족도는 아주 높습니다. 환자분이 안면 다한증으로 수술을 받고 난 후 신이 나서 한 말은 아직도 저를 기분 좋게 합니다.

"이제 화장을 마음 놓고 할 수 있어서 너무 행복합니다."
"음식을 마음 편하게 먹을 수 있어서 감사합니다."

다한증의 치료는 이렇게 환자가 지녔던 일상의 불편함을 덜어주면서 삶의 질을 향상시키기에 더욱 보람이 있는 치료입니다.

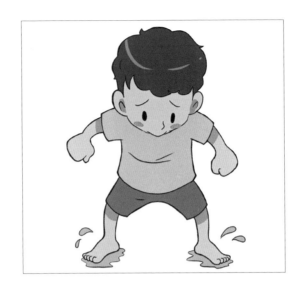

4. 발 다한증

"발에 땀이 차서 신발 벗고 들어가는 곳이 꺼려집니다."
"하루에 두 번 양말을 갈아 신습니다. 발 다한증 때문에 어쩔 수 없습니다."

여름은 샌들의 계절입니다. 간편하게 신고 벗을 수 있는 샌들과 같은 신발은 발이 편해서 남녀 구분 없이 인기를 끌고 있습니다. 하지만 맨발로 신발을 신을 수 없고 여름에도 꼭 양말을 신어야 하는 사람들이 있습니다. 바로 발 냄새가 심하거나 발 다한증 혹은 무좀 등으로 고생하는 사람들입니다.

무더운 여름철이 아니더라도 시도 때도 없이 발에 많은 양의 땀이 나와 생활에 불편을 준다면 발 다한증 치료를 하는 게 좋습니다. 발에 다한증이 있을 경우 더운 여름에도 반드시 양말을 신어야 하며, 하루에도 2~3차례 갈아 신어야 하는 경우가 많지요. 집에서도 맨발로 다녔다가 땀 때문에 미끄러지는 일도 많습니다.

다한증은 앞서 말씀드렸듯이 아포크린과 에크린 땀샘 중 에크린 땀샘의 활동 증가로 발생합니다. 자율신경 중 땀 분비를 조절하는 교감신경이 흥분되면 이 신경의 말단에서 아세틸콜린(신경전달물질)이 비정상적으로 많이 나와 지나친 땀을 유발하게 됩니다. 마음이 안정되었을 때보다 긴장할 때나 흥분할 때 증상이 심해지기도 합니다. 대체적으로 유전적인 성향이 있는데 경우에 따라서는 몸이 비만하거나 신경이 예민한 사람에게서 나타나는 증상입니다.

발 다한증의 안 좋은 점은 땀이 많이 분비되어서 발 냄새와 발 무좀을 일으킬 수 있다는 것입니다. 발에 축축하게 땀이 차면 피부 각질층이 붇게 됩니다. 세균은 땀에 불어난 각질을 분해하면서 세균이 번식하여 악취를 만들어내기도 합니다. 그게 발 냄새의 원인이 됩니다. 이런 발 냄새는 일반적으로 여성보다는 남성이 더 많고, 10~20대가 30대 이상에

비해서 심하게 나타납니다. 발 냄새는 이렇듯 땀이 너무 많이 나는데 통풍이 되지 않는 상황에서 세균이 작용하면서 나타나게 됩니다. 발은 발가락 사이에도 땀이 차고 발바닥에서도 땀이 나기 쉽습니다. 그리고 발톱 주변 등 각질이 생기기 쉬운 부분도 많아 잡균이 번식하기 좋은 장소가 됩니다. 특히 무더운 여름이나 하루 종일 땀이 찬 발이 답답한 신발에 갇혀 있게 될 때는 누구나 발 냄새가 나게 될 수 있습니다. 청결한 상태를 만들지 않으면 땀에 불어난 각질을 녹여 영양분으로 삼아 기생하는 곰팡이까지 나타나 무좀에 걸리기도 합니다. 양말을 신지 않고 땀을 제대로 흡수하지 못하는 경우나 같은 신발을 연속해 신으면서 발가락 사이를 잘 닦지 않는 사람의 경우 발 냄새가 날 확률이 높습니다.

발 냄새! 이렇게 관리하자!

발을 잘 씻자!

우선 발 냄새를 줄이는 방법이 제일 우선일 것입니다. 귀가하면 발을 씻고, 발가락 사이까지 잘 씻어냅니다. 물기를 닦아낼 때는 헤어드라이어로 발가락 사이사이, 발톱 속, 발가락 옆 부분도 확실히 말려주면 좋습니다.

양말을 잘 활용하자.

맨발로 신발을 신기보다는 땀 흡수력이 좋은 면양말을 신는 것이 좋습니다. 다한증이 심하면 하루에 두세 켤레 갈아 신어 늘 발을 건조하게 유지하는 게 좋습니다.

신발을 번갈아 신자.

특정 신발을 매일 연속해서 신는 것은 좋지 않습니다. 두세 가지의 신발을 여벌로 두고 번갈아 신는 게 좋습니다. 신고 난 신발을 다음 날 또 신으면 신발에 스며든 땀이 채 마르지 않은 상태라 발 냄새가 악화됩니다. 사무실에서는 구두 외에 통풍이 잘되는 슬리퍼를 신어주는 것도 좋습니다.

카페인을 피하자.

알코올 및 커피, 홍차, 콜라와 같은 카페인 함유 음료는 혈액순환을 촉진시켜 땀을 증가시키므로 피하는 것이 좋습니다. 뜨거운 음식이나 강한 향신료는 땀 분비를 증가시키므로 되도록 줄이는 것이 좋습니다.

신발 삽입물을 활용하라.

신발 삽입물이 있습니다. 신발 안의 습기를 흡수하여 발이 미끄러지지 않고 신발이 더 건조하게 유지되도록 하는 삽입물입니다. 그런 도구를 이용하는 것도 한 방법입니다. 신발 건조기로 신발을 철저하게 건조시키는 것도 좋은 방법입니다.

한편, 발 다한증에 대해서 많은 부분이 잘못 알려져 있기도 합니다. 실제로 발만 땀이 나는 경우는 많지 않고 주로 손 다한증이 있는 경우 발 다한증이 동반되게 됩니다. 손 다한증이 치료되면 약 70% 환자가 발에서 땀이 줄어드는 경우가 있습니다. 그러나 발 다한증이 좋아지지 않는 경우에 양쪽 옆구리를 통하여 제3 또는 제4 요추 교감신경 절제술을 하게 되면 보상성 없이 발 다한증이 좋아지게 됩니다.

발 냄새! 이렇게 관리하자!

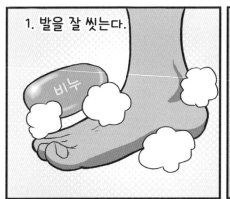

1. 발을 잘 씻는다.

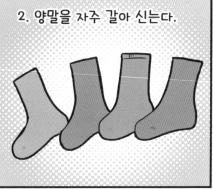

2. 양말을 자주 갈아 신는다.

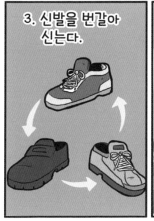

3. 신발을 번갈아 신는다.

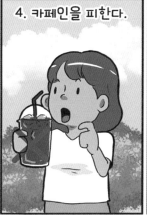

4. 카페인을 피한다.

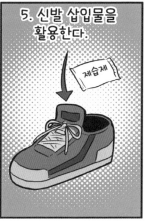

5. 신발 삽입물을 활용한다.

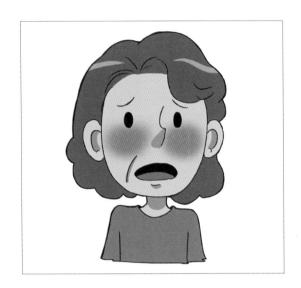

5. 안면홍조

"얼굴과 목이 붉게 변해서 대인기피증이 생겼어요."
"갱년기 증상인지 몰라도 얼굴이 붉어지고 화끈거리는 게 너무 힘듭니다."

얼굴이 달아오르고 홍조가 지속되는 경우는 고민이 될 수 있습니다. 추운 겨울철 일시적으로 얼굴이 빨개지는 것은 자연스러운 현상이지만 주기적으로 시도 때도 없이 얼굴이 붉게 달아오르는 현상은 안면홍조를 의심해볼 수 있습니다. 안면홍조는 얼굴, 목 부위 피부가 갑자기 붉게 변하면서 열감이 나타나는 증상을 말합니다. 얼굴 피부가 열감과 함께 일시적으로 붉게 달아오르는 현상이 약 2~4분간 지속되며 하루에도 여러 번 나타날 수 있습니다. 붉게 달아오르거나 화끈거리는 현상은 자율신경 또는 혈관 활성물질 등에 의해 일시적으로 혈관이 확장되어 발생할 때가 많습니다. 안면홍조가 심하게 자주 발생할 경우 지속적인 홍반, 염증성 구진, 모세혈관 확장 등 증상을 나타내는 만성 충혈성 질환이 생길 수가 있기에 주의가 필요합니다. 국내 안면홍조 환자는 많이 증가하고 있는 것이 현실입니다.

안면홍조는 보통 50대 이상 갱년기 여성에게 쉽게 나타나는 질환인데 최근에는 젊은 층에서도 증가하고 있습니다. 안면홍조가 심해지면 자신감이 없어지고 심하면 대인기피증에 우울증까지 나타날 수 있는데, 원인을 알고 치료하는 방법도 다양합니다.

안면홍조를 유발하는 원인은 다양합니다.
급격한 감정 변화 때문에 생기는 경우도 있고, 음주가 과하면 생길 때도 있습니다. 뜨거운 물에 오래 있는 사우나나 목욕 등으로도 얼굴의 혈관이 확장되는 것이 문제가 될 수 있습니다. 감정을 표현하는데 소극적이고 사교성이 부족한 사람들에게 특히 잘 나타나기도 합니다. 긴장하게 되면 자율 신경적인 혈관 작용으로 홍조 현상이 나타나게 됩니다. 이런 사람들은 얼굴이 빨개질까 봐 다시 걱정하고 긴장하게 되면서 심리적인 부담감이 상승돼 홍조 증상이 더 심해지기도 합니다. 우리 몸에서 카테콜아민이나 프로스타글란딘 등의 혈관 확장 물질이 나와 안면홍조를 유발하는데 때로 고혈압약이나 발기부전 치료제 등 특정 약물로 인해 나타날 수도 있습니다. 그리고 폐경기나 편두통, 암 등 신체 질환이 안면홍조를 유발할 수도 있습니다.

안면홍조가 심해지면 피부가 붉어지는 증상이 얼굴뿐만 아니라 목, 가슴 등 여러 부위로 퍼져나갈 수 있는데 이를 방치하면 혈관이 늘어나고 염증이 악화되어 주사(酒皶·rosacea) 등의 만성 염증성 피부질환을 일으키기도 합니다.

주사의 종류는 크게 네 가지로 구분됩니다.
첫 번째는 홍반혈관확장형으로 발병 초기 홍조만 가끔 나타나며 자외선이나 열, 술 등에 의해 유발돼 따갑고 화끈거리는 증상을 동반한 홍반이 며칠간 지속됩니다.

두 번째는 구진고름물집형으로 모낭에 작은 염증성 구진과 고름 물집이 얼굴 중심부에 나타나며 좀 더 진행되면 얼굴 전체로 침범합니다.

세 번째는 딸기코종형으로 중년 이후 남성에게 주로 발생하고 코 아랫부분이 불규칙적으로 증식되어 울퉁불퉁하게 커지며 피부 표면이 오렌지 껍질 모양처럼 변합니다.

네 번째는 안(눈)주사로 주사 환자의 20% 정도에서 나타나며 눈꺼풀염, 상공막염, 결막염, 홍채염, 각막염 등을 유발합니다.

안면홍조! 이렇게 치료할 수 있다!

① 약을 처방받아 복용하자.

안면홍조 치료법은 다양합니다. 무조건 레이저를 써야 한다고 생각하는 사람들이 있는데, 먹는 약이나 바르는 연고로도 증상이 완화될 수 있습니다. 안면홍조 치료에 쓰이는 약에는 항생제, 이소트레티노인(비타민A 유도체), 항안드로겐성 제제(피임약의 일종) 등이 있는데, 가장 흔히 쓰이는 것은 항생제입니다. 표피뿐 아니라 진피에 생긴 염증으로 인해 혈관이 확장되는 경우가 많기에 항생제로 염증을 없애면 증상이 완화됩니다.

② 연고를 처방받을 수도 있다.

딸기코 증상에는 이소트레티노인이라는 여드름 약을 쓰기도 합니다. 이 약은 피지선 기능을 떨어뜨리면서 홍조를 완화하는 효과가 있습니다. 이런 약들을 써도 증상이 나아지지 않으면 베타차단제나 세로토닌길항제 등의 전문약품을 쓰기도 합니다. 메트로니다졸 겔·미르바소 연고 등 바르는 연고를 쓸 수도 있습니다. 이런 연고는 혈관 확장을 유도하는 교감신경에 작용해 반대로 혈관을 수축시키는 기능을 합니다.

③ 레이저 치료를 한다.

먹는 약이나 바르는 연고를 써도 증상이 계속 악화되면 혈관을 수축시키는 레이저를 씁니다. 대표적인 레이저로는 'IPL'과 'PDL'이 있습니다. 레이저 치료는 확장된 모세혈관을 축소해주며 미만성 염증 및 홍반을 개선하는 효과가 있습니다. 혈관 치료를 목표로 하는 혈관 레이저와 IPL(Intense Pulsed Light)을 이용해 치료하면 주로 3~4주 간격으로 3~5회 연속적으로 치료해 증상이 호전됩니다. 그 후에는 3개월에서 6개월마다 유지하는 치료를 시행하게 됩니다. 가끔 레이저 치료를 시행하면 피부가 얇아지는 부작용을 걱정하는 사람이 있는데, 주사에 적용되는 혈관 레이저와 IPL 레이저는 피부를 얇아지게 하는 부작용은 없습니다.

안면홍조! 생활습관을 개선해보자!

자외선을 피하라.

안면홍조는 피부에 자극을 줄 수 있는 환경에 지속적으로 노출되면 증상이 악화되기 쉽습니다. 특히 햇빛을 피하면 피할수록 도움이 됩니다. 자외선 차단제를 바르면 효과가 있지만 일부 환자들은 그마저도 예민한 피부에 자극이 되기에 양산, 모자, 마스크 등을 이용해 햇빛을 피할 수도 있습니다.

너무 뜨겁거나 추운 환경을 피하라.

주부들의 경우 뜨거운 주방에서 오래 일하면 악화되는 경우도 있습니다. 뜨거운 사우나나 찜질방에서 장시간 피부를 노출시키는 것도 자제하면 좋습니다. 그리고 얼굴이 붉어졌다고 얼음 마사지를 하는 경우도 있는데 이는 증상을 일시적으로 호전시키지만 결국 혈관에 피로감을 더해 증상을 악화하게 됩니다.

화를 내지 마라.

감정의 기복 변화로도 얼굴이 울그락불그락해질 때가 있습니다. 화를 내거나 참기보다 이럴 때는 자기감정을 솔직히 표현하는 방법을 배우는 것이 좋습니다. 또 걱정과 두려움이 있을 때 대범하게 행동하도록 연습하면서 스스로 감정 분노조절을 하고 극복하는 과정이 필요합니다. 혼자서 잘되지 않을 때는 정신과적 도움을 받아도 좋습니다.

맵고 짠 음식, 술을 피하라

맵고 짠 음식, 뜨거운 음식은 피하고 술이나 카페인 음료도 자제하는 것이 좋습니다.

저자극성 보습제를 써라.

안면홍조로 붉은 열감이 피부에 있을 때는 아토피 피부염이 있는 아이에게 권유되는 보습제를 쓰는 것이 좋습니다. 더불어 피부 마사지나 팩, 스크럽 등 너무 지나친 피부 관리도 피하는 게 좋습니다. 세안을 할 때는 약간 차가운 물이 좋습니다. 뜨거운 물은 혈관을 확장시킬 수 있기 때문이죠. 세안 시에는 약산성 세안제를 이용하면 좋습니다. 남성의 경우 면도날, 면도용 겔 등에 의한 자극이 심하므로 전기면도기를 사용하는 것도 좋은 방법입니다.

6. 보상성 다한증

"손 다한증 수술을 했는데 다른 부위에 땀이 더 많이 납니다."
"겨드랑이 땀 수술을 했는데 허벅지에 안 나던 땀이 왜 나는 거죠?"

모든 치료에는 부작용을 생각하지 않을 수가 없습니다.
특히 수술을 하게 되면 선뜻 부작용에 대해서 생각을 할 수 있는 것이 여러 가지가 있습니다. 교감신경 절제술은 비교적 안전하게 실시되고 있습니다. 그러나 교감신경 절제를 하고 난 다음에, 예측하지 못했던 보상성 다한증이 가슴, 등, 사타구니, 허벅지를 통해 발생하게 된다면 많이 당황스러울 것입니다. 그러나 대부분의 환자분들은 손, 발 그리고 머리에서 나는 땀으로 고생을 많이 하였기 때문에 약간의 보상성은 잘 견뎌내고 있습니다.

실제로 많은 논문에서 밝혀지고 있는 바는 보상성으로 수술을 후회하는 경우는 약 5% 미만이었고, 수술이 개선되면서 심각한 보상성의 빈도는 현저하게 줄어들었습니다.

최근에는 보상성 다한증에 대해서는 땀샘으로 가는 교감신경을 치료하는 목적으로 덜 감각시키기 위해서 레이저를 이용한 치료법들이 많은 도움을 주고 있습니다.

수술을 받을 것인가, 보상성을 두려워하며 그냥 둘 것인가는 본인의 선택에 달려있습니다. 보상성 다한증, 이 또한 요즘 의료술로 극복될 수 있으니까 용기를 내보는 것이 어떨까요?

3장₎ 세계 다한증 치료의 역사

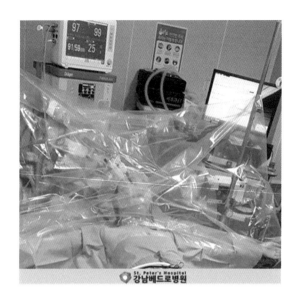

<다한증 수술을 받고 있는 환자의 모습>

1. 다한증 수술의 변천사

다한증에 대한 치료가 현대에 와서 이뤄진 것 같지만 사실 다한증 수술의 역사는 100년이 넘었습니다. 20세기 초에 합성 절제술을 이용한 수술 치료가 성공적으로 수행되었고, 지난 100년간 다양한 기술적인 변화가 있어 왔습니다. 예전에는 병원에서 생명에 지장이 있는 경우에만 수술을 시도했지만 의학 기술이 점점 발달하면서 환자들의 삶의 질에 영향을 주는 질환에 대한 수술도 세밀하게 연구 중입니다. 그중 하나가 다한증에 관한 치료와 수술입니다. 다한증은 아토피 습진, 여드름, 건선, 등 피부질환과 비교해서 그에 상응하는 일상생활에 지장을 줄 수 있는 신체 질병으로 분류되고 있습니다.

최초의 교감신경 절제술 수술은 1889년으로 거슬러 올라갑니다. 의사 알렉산더는 간질 치료법으로 교감신경 절제술을 시도했습니다. 이 수술 방법은 처음에는 갑상선종, 녹내장, 협심증, 질병, 등 이유로 증상 치료가 부각되었던 적도 있었습니다.

개흉술을 통한 교감신경 절제술은 1920년, 안면 다한증을 보여준 코트자레프(Kotzareff)에 의해 시도되었습니다. 이후 의사 애드슨(Adson)은 1935년에 교감신경 절제술과 손바닥 다한증에 대한 성공적인 치료를 발표합니다.

1942년 Hughes는 교감신경절을 제거하는 절제술을 시행합니다. 교감신경 절제술은 처음에는 개흉술을 이용하는 방식을 사용하여 이루어졌었습니다. 하지만 사망률과 후유증의 발생이 높아 더 이상 발전하지 못했습니다.

1951년 의사 커스(Kux)는 십이지장 궤양, 협심증, 고혈압, 당뇨병에 대한 교감 체인에 새로운 내시경 접근법을 제안합니다.

1975년이 되어서야 상지 다한증에 대한 첫 번째 흉강경 교감신경 절제술이 독일 논문으로 발표가 됩니다. 첫 사례였습니다. 현재 사용되는 비디오 지원의 흉강경 교감신경 절제술은 일반적인 의료진들에게 1990년대에 도입되었습니다. 이는 장비와 IT의 개발로 인해 고화질의 실시간 모니터링되는 장비가 마련되어 기술이 더 발전하여 왔습니다.

수술의 절차는 안전한 마취 방법 그리고 시술 시 체인 절제, 소작, 클리핑 등을 포함해서 계속 발전을 거듭해 수술의 완성도를 높여 갔습니다. 최근에는 소작할 때 주변에 열이 전달되어 주변 조직과 신경 손상을 최소화한 고주파 또는 초음파를 이용한 소작을 시행합니다. 또 클리핑은 조작 시 두 곳을 절제하는 번거로움이 있습니다.

사람들은 수술에서 나타나는 부작용 중 하나인 보상성 땀을 걱정하는데 그 문제도 최근에 간단한 레이저 시술로 극복이 가능하게 되었습니다.

2. 다한증 약물치료의 변천사

앞서 말씀드렸듯이 땀샘의 구성은 아포크라인과 에크라인 샘으로 이루어져 있습니다. 교감신경에 이상 반응으로 인한 다한증의 약물 요법은 다양한 방법이 있었지만 항무스카린제의 치료가 압도적이었습니다.

- 항무스카린제

항무스카린 약물은 다한증 치료에 있어서 50년 동안 유일한 치료였습니다. 이 약물은 1950년에 소화성 궤양에 대한 치료를 받던 환자가 마른 손에 대해 언급한 것을 시작으로 처방이 되었습니다.

손발의 다한증을 호소하던 환자에게 항무스카린제를 4시간마다 50~100mg의 용량으로 반타인(Banthine)을 복용하니 우수한 반응으로 치료되는 것이 보고되었습니다. 이 약물로 인해 더 이상 무리한 수술을 하지 않아도 다한증을 치료할 수 있다는 희망을 가지게 되었습니다. 매일 메탄 테리움 브로마이드 (Vagantin) 50mg을 3번씩 사용해봤습니다. 연구 결과 현저한 겨드랑이 땀 감소를 보여주었습니다.

한편, 프로판텔린 (propantheline) (프로 Banthine®)은 메탄 테리움에

비해 약 5배 더 강력한 항무스카린 활성을 가지는 것으로 나타났습니다. 이후, 효과가 길고 부작용이 적은 프로판텔린이 다한증 치료에 유리한 치료법이 되었습니다.

프로판텔린은 1960년대 초 덴마크 그룹에 의해 연구되었습니다. 갑상선 절제술을 받은 환자에게 15mg의 프로판텔린을 복용하게 했더니 갑상선 치료와 함께 땀이 멈추는 현상이 약 4시간가량 지속되었습니다. 연구팀은 환자에게 일반적으로 매일 15mg 용량으로 처방을 하였고, 약을 복용한 환자들에게 뛰어난 치료 효과가 나타났습니다.

또 다른 치료제 글라이코피롤레이트(glycopyrrolate)는 1960년대 초에 위궤양 치료를 위해 도입되었습니다. 이 약 또한 전신 부작용이 적은 것으로 밝혀졌습니다.

일반적으로 매일 2mg의 약을 두 번 복용하면 되는 약입니다. 이 약은 국소적으로 또는 이온 영동과 함께 사용할 수도 있습니다. 글라이코피롤니움(Glycopyrronium)은 영국에서 경련 방지제로 제조되었지만 지금은 미국에서 이 치료약은 다한증에 효과를 보인 것으로 밝혀졌습니다. 입이 마르는 현상과 변비와 같은 부작용이 생기게 됩니다.

- 항콜린제

다한증으로 고통을 호소하는 사람들을 위해 먹는 약을 처방할 때 일반적으로 가장 많이 처방하는 약물이 바로 항콜린제입니다. 항콜린제에는 글리코 피롤 레이트, 옥시부티닌, 벤즈트로핀, 프로판텔린 등이 포함됩니다.

많은 다한증 환자들이 항콜린제 복용으로 다한증 증상이 개선될 수 있습니다. 이 약은 미국 FDA의 승인을 받아 다른 의학적 관련된 연구를 기반으로 합니다. 글리코피롤레이트 및 옥시부티닌과 같은 일부 항콜린제는 어린아이들에게도 안전한 것으로 밝혀졌습니다. 하지만 최근 연구 (JAMA Neurology 2016 및 JAMA Internal Medicine 2015)에서는 치매와 뇌 위축을 진행할 수도 있어 노인의 장기적인 항콜린제 사용 사이에 잠재적인 연관성을 보고하기도 했습니다. 65세 이상의 환자는 다한증에 대한 항콜린성 요법을 시작하기 전에 전문의와 논의하기를 권합니다.

항콜린제는 일반적으로 중추 신경계(뇌와 척수)에 영향을 미치지 않습니다. 대신 화학 메신저 아세틸콜린이 땀을 흘리는 원인이 되는 땀샘의 수용체로 이동하려고 시도함에 따라 더 주변적으로 작용합니다. 그러나

유사한 수용체가 신체의 여러 영역에 위치하므로 구강 건조, 변비, 미각 장애, 시력 저하, 요실금 및 심계항진과 같은 항콜레스테릭 요법의 부작용이 있을 수 있습니다.

그래서 항콜린제를 사용할 때 조심해야 하는 다한증 환자가 있습니다. 위에서 언급한 바와 같이, 65세 이상의 환자는 자신의 항콜린제 사용 및 잠재적 치매 위험에 대해 의사와 상의하기를 원할 수 있지만, 다른 환자들도 주의를 기울여 처방을 받아야 합니다.

항콜린성 약물은 신체 전체에 작용합니다. 그래서 전신의 발한을 감소시키지요. 전반적인 몸의 땀 감소는 때론 환자에게 과열의 위험을 줄 수도 있습니다. 그래서 운동선수, 야외에서 일하는 사람 등에게는 몸이 과열

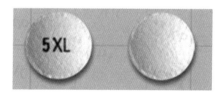

<라이릴네오스서방정> 항콜린성 약물

현상으로 인해 부작용을 일으킬 수도 있어 그 점에 주의해서 복용해야 합니다. 그리고 녹내장(특히 협각 녹내장) 환자와 위장 장애가 있거나 비뇨기 병력이 있는 환자에게는 항콜레스테릭 요법을 권하지 않고 있기도 합니다.

베타차단제 및 벤조디아제핀

베타차단제는 특정 유형의 다한증 환자에게 복용을 권하는 경구용 약물입니다. 베타차단제는 교감신경의 베타수용체를 차단하여 심근 수축력과 심장 박동수를 감소시키는 약물입니다. 베타차단제 및 벤조디아제핀은 불안한 증상을 차단하는 작용을 합니다. 중추 신경계에 작용하여

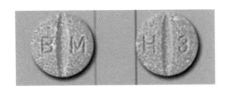

<딜라트렌정> 베타차단제

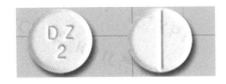

<디아제팜> 벤조디아제핀

일시적인 증상이나 사건 중심의 다한증을 경험하는 환자에게 적합합니다. 예를 들어 면접이나 프레젠테이션을 앞두고 과도한 발한 증상을 나타내는 환자의 경우 이 약을 처방합니다. 하지만 장기 사용을 제한하는 약물입니다. 벤조디아제핀은 습관을 형성할 수 있기 때문에 복용을 하다가 서서히 줄여나가는 방식을 권합니다.

3. 그 외의 다한증 치료 방법의 역사

- 알루미늄염으로 국소 치료(바르는 땀 억제제)

100년 동안 다한증에 관한 많은 국소 치료가 시도되어 왔습니다. 그중 대부분은 알루미늄 소금으로 인한 치료였습니다. 1916년에 스틸리안은

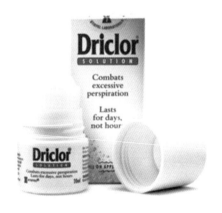

2~3일마다 증류수에 25% 염화알루미늄 수화물을 희석한 후 과도한 발한이 있는 부위에 담고 있으면 그 증상이 개선된다는 것을 처음 설명했습니다. 이후 85년 동안 다른 국소 알루미늄 제제가 광범위하게 조사되었지만 스틸리안(Stillians)의 제제는 지금도 효과적인 것으로 규정되고 있습니다. 65명의 환자를 대상으로 이 요법을 시행한 결과 모두 만족하는 사례를 확인했습니다. 국소 치료의 유용성은 대개 일시적이긴 합니다.

- 이온 영동 요법

이온 영동 용법은 18세기 중금속을 체내로 도입하려는 시도로 묘사되어 온 걸로 그 치료의 역사를 추정할 수 있습니다. 이온 영동은 1940년대 이후 손과 발의 과도한 발한을 치료하는 데 사용되었습니다. 최근에는 효과적인 치료를 위해 장치가 개선되었습니다. 이 요법은 손바닥과 발바닥의 간단한 대체 치료법으로 이온 영동을 사용하는 것을 말하는 겁니다.

이온 영동은 약물을 처방받았거나 임상 강도 발한 억제제를 발랐지만 크게 차도가 없는 환자가 더 강한 치료를 필요로 할 때 권장됩니다. 주로 손과 발의 다한증이 있는 사람들에게 사용됩니다. 한 연구에 따르면 이온 영동 요법이 손바닥 발바닥(손과 발)에 과도하게 땀을 흘린 환자의

91%에게 도움을 주었다고 합니다. 또 다른 연구에 따르면 이온 영동 요법으로 손바닥 발한이 81% 감소했습니다.

이온 영동 요법 장치는 물과 피부 표면을 통해 가벼운 전류를 전달하는 방식으로 치료됩니다. 이온 영동의 효능은 글리코피로늄 또는 보툴리눔 독소를 첨가할 때 더 확실한 효과가 나타나기도 합니다. 이 효능을 유지하기 위해서는 장기간 사용이 필요하고 가정에서도 사용이 가능합니다.

- 보톡스 요법

우리가 흔히 알고 있는 보톡스는 보툴리눔 독소 A를 투입하면서 신경에 영향을 가하는 요법입니다. 보툴리눔 독소는 보툴리누스균(Clostridium botulinum)이 생산하는 신경독소의 일종입니다. 이 독소는 신경접합부의 절전(節前)신경종말에 작용하여 시냅시스소포의 세포 외 배출 작용을 억제합니다. 보툴리눔 독소 A는 긴장 완화와 다한증에 광범위하게 이용되기 전에 근긴장 이상의 신경학에 사용되었습니다. 땀샘에 대한 신경절 후 교감 콜린성 신경 섬유를 차단하여 땀을 줄이는 역할을 하게 됩니다.

이 치료는 1994년에 반쪽 경련을 치료한 환자의 다한증 치료로 처음

보고되었습니다. 주로 겨드랑이의 심한 다한증을 가진 환자들에 의해 피내 사용이 허가되어 있지요. 겨드랑이 다한증 환자의 경우 보톡스 요법으로 시술을 한 후 3개월에서 6개월까지 발한이 억제되는 효과가 지속됩니다.

2004년 미국 식품의약국(FDA)은 발한 억제제를 사용하여 증상이 완화되지 않는 겨드랑이 다한증 환자 치료에 대해 보톡스를 승인했습니다. 수년 동안 여러 환자들에게 적용된 치료법입니다. 주로 경련 및 운동 장애를 포함한 다양한 상태의 수백만 명의 환자를 치료하는 데 사용되었습니다. 겨드랑이 다한증의 경우 최소 20개국에서 보톡스를 승인했습니다.

이렇듯 100년이 넘는 시간 동안 다한증에 대한 다방면의 치료 연구가 현대 의학에 적용되면서 다한증은 더 이상 방치해서는 안 되는 적극적인 치료를 필요로 하는 증상임을 입증했습니다. 다양한 증상에 적용되는 효과적인 치료법이 이제 생활의 불편한 다한증 증상을 완화 개선시켜 줄 것입니다. 다음 장에서는 현대에 와서 어떤 다한증의 치료가 이뤄지고 있는지 더욱 자세하게 알아보도록 하겠습니다.

4장 ̖ 현대 다한증의 치료

이제 다한증을 현대 의학에서는 어떤 방법으로 치료하고 있는지 알아보도록 하겠습니다. 다한증 치료에는 앞서 역사를 살펴봤듯이 여러 가지 방법이 진화되어 오고 있습니다. 약물치료, 물리치료, 이온 치료, 보톡스 치료 등이 있지만 이들 치료는 다 일시적인 효과를 가져올 뿐이었습니다. 하지만 이들 치료에 대해서 자세하게 알아볼 필요는 있기에 각각의 치료에 대해서 설명해보도록 하겠습니다.

1. 보톡스 치료

미국 식품의약국(FDA)은 2004년에 발한 억제제를 사용하여 다한증이 해결되지 않은 환자의 치료에 대해 보톡스 치료를 허가하도록 하였습니다. 보툴리눔 독소 A(OnabotulinumtoxinA)는 신체의 땀샘을 여는 원인이 되는 화학 물질의 분비를 일시적으로 차단할 수 있는 천연 정제 단백질입니다. 그 보툴리눔 독소 A는 땀샘을 막음으로써 주입된 부위의 발한을 멈추게 합니다. 주사는 매우 얇게 들어가 피부 표면 바로 아래 투여하게 됩니다.

보툴리눔 독소 A로 겨드랑이, 손, 발, 머리나 얼굴 등 비교적 작은 신체 부위에 나타나는 과도한 발한을 치료하는 것이 안전하고 효과적이라고 연구되어 왔습니다. 보톡스가 겨드랑이의 다한증을 치료하는 데 사용될 때 발한은 82~87% 감소시키는 것으로 나타났습니다. 치료 후 2~4일쯤 다한 현상이 현저히 감소하기 시작합니다. 그리고 일반적으로 2주 이내에 효과가 나타나게 됩니다. 통상적으로 이런 효과는 3~6개월 지속됩니다. 일부 연구에서는 9개월 동안 지속될 수 있기도 합니다. 보톡스를 사용해서 반복 치료한 다한증 환자의 경우 삶의 질을 지속적으로 향상시키는 연구 결과가 나왔습니다. 하지만 다한증을 보톡스로 치료할 경우 3~6개월 후 다시 주사를 맞아야 하는 불편함이 있습니다.

다한증으로 인한 보톡스 치료를 할 때는 될 수 있으면 숙련된 의사를 찾아가는 것을 권합니다. 보톡스 주사 시 섬세한 기술이 필요하기 때문입니다. 보톡스 주사를 맞고 난 후 잠재적으로 부작용이 나타나는 경우가 있었는데 주로 얼굴에 주사하였을 경우 이마의 비대칭 및 안면마비가 나타날 때가 있었습니다. 보톡스의 일부가 안면 근육으로 확산되었을 때 나타나는 부작용 중 하나입니다.
알부민에 대한 과민 반응을 보이는 분이나 중증 근무력증과 같은 말초 운동 신경증이나 신경 근육 계통의 질환이 있는 환자는 사용을 주의해야 합니다.

보톡스 치료 같은 경우 발바닥 다한증 환자에게도 시술을 할 수 있지만 많은 환자들이 발바닥 주사를 맞는 동안 많은 통증을 호소하여 치료가 그리 효과적이지 않은 경우가 많았습니다. 데이터로는 50% 환자가 결과에 불만을 시사해서 발바닥 다한증 환자에게는 그리 권하지 않는 치료법입니다.

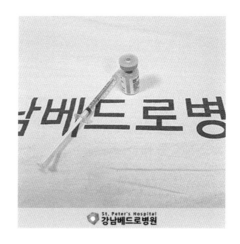

2. 레이저 치료

이번에는 레이저로 다한증을 치료하는 경우를 설명해 드리겠습니다. 일반적으로 정맥류 치료나 섬세한 눈 수술이나 피부과 치료를 위해 레이저 요법을 사용한다고 생각하는 분들이 많을 겁니다. 그러나 레이저가 겨드랑이 다한증 및 보상성 다한증을 치료하는 데도 효과적으로 사용되고 있습니다.

레이저는 땀샘에 정확하게 빔으로 초점을 맞추어 치료하기에 주변 조직을 손상시키지 않고 그 부위를 치료할 수 있습니다. 기존의 어떤 수술 도구보다 정확하고 정밀하게 치료를 하게 됩니다. 레이저의 열은 또한 감염 위험을 줄이고 혈관을 밀봉하여 출혈을 예방하는 데 도움이 됩니다. 그래서 레이저 시술은 다른 유형의 치료보다 빠른 회복으로 일상생활을 유지할 수 있습니다. 레이저 치료를 끝낸 후에 집으로 돌아가거나 직장으로 가서 일을 할 수도 있습니다.

겨드랑이에 레이저 치료를 한다고 가정하면 레이저는 겨드랑이의 피부 아래 특정 조직층에서 주로 발견되는 땀샘을 정확하게 목표로 해서 가열하고 파괴할 수 있다는 점에서 효과적입니다. 레이저 도구를 피부 아래로 통과시킬 수 있도록 겨드랑이에 작은 절개를 하는데 아주 작은 상처 정도입니다. 보통 레이저 시술은 1시간 미만이 소요됩니다. 환자들의 불편을 최소화하기 위해 겨드랑이에 국소 마취를 하기도 합니다. 그렇게 시술한 사람들을 추적 관찰한 결과, 겨드랑이에서 땀샘(땀을 흘리는 땀샘)과 아포크린 땀샘(피부가 박테리아에 의해 분해될 때 지방이 많은 땀을 흘리는 땀샘)이 레이저 처리에 의해 제거되었습니다. 그렇게 치료 6개월 후 다시 측정을 한 결과 겨드랑이 땀이 약 78% 감소한 것으로 나타났습니다. 꽤 효과가 큰 시술입니다. 장비가 고가이다 보니 특정 병원에만 제공되는 제한이 있습니다.

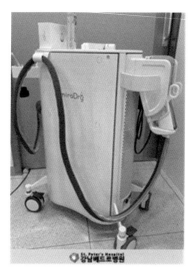

<본원의 레이저 치료기>

3. 이온 영동 치료

이번에 알아볼 이온 영동 치료법은 집에서 환자 스스로가 관리할 수 있기에 굳이 병원을 찾아야 하는 번거로움을 피할 수 있습니다.

손 다한증이 있는 경우 손을, 발 다한증이 있는 경우 발을 수돗물로 채워진 얕은 트레이에 잠기게 둡니다. 장치가 물을 통해 작은 전류 (15~25mA)를 보내는 동안 15~40분 정도의 시간이 소요됩니다. 이온 영동 기계에 연결된 패드가 이때 사용됩니다. 원하는 결과를 얻을 때까지 주로 일주일에 세 번 과정을 반복하면 좋습니다.

다한증 증상이 만족스러운 건조 상태에 도달하면 환자는 일반적으로 일주일에 한 번의 관리 일정으로 전환하면 됩니다. 이온 영동 치료는 규칙적으로 치료를 꾸준히 해주는 게 관건입니다.

때로 어떤 지역의 수돗물은 이온 영동이 작동하기에 좋지 않은 경우가 있습니다. 물속에 미네랄이나 전류가 물을 통해 피부로 이동하는 것을 돕는 전해질이 포함되지 않는 경우가 있지요. 그럴 때는 베이킹소다 1 티스푼을 넣으면 도움이 됩니다. 때론 좀 더 강력한 효과를 위해서 항콜린제와 같은 다한증 처방약을 분쇄하여 물에 녹여 사용할 수도 있습니다. 한 트레이당 2mg의 항콜린제로 시작하는 경우가 많지만 효능이나 부작용에 따라 복용량을 조절합니다. 항콜린제를 물에 녹인 경우 손과 발의 다한증 증상이 더욱 쾌속하게 좋아지는 경우를 많이 관찰해 왔습니다.

처음에 구입하게 될 때는 영동 장치가 고가로 느껴질 수 있습니다. 하지만 영동 장치가 수년 동안 때로는 수십 년 동안 치료를 자체적으로 관리할 수 있고, 가족과 장치를 공유할 수 있다고 생각할 때 따져보면 비용이 상대적으로 합리적인 것을 알게 됩니다.

이온 영동 치료를 효과적으로 활용하는 팁은 환자마다 다 다릅니다. 개별적으로 시간을 들여 치료 관리하는 치료법으로 독립적인 효과를 가지게 됩니다. 물리 치료와 비슷하다고 생각하면 되겠습니다.

가능하면 집에서 시도하기 전에 병원에서 이온 영동을 효과적으로 사용하는 방법을 배우시기 바랍니다.

이온 영동 치료 중에 사용되는 전류는 유해한 충격을 유발할 만큼 강하지는 않지만 사용할 때 조금 놀랄 수 있습니다.

이온 영동을 하기 전에는 보석, 액세서리 등을 모두 빼야 합니다.

치료 전에는 바셀린과 같은 유연제를 바르는 게 좋습니다.

치료 후에는 가벼운 피부 자극 또는 발적으로 충격이 가해진 피부를 1% 하이드로코르티손 크림으로 치료하면 좋습니다.

너무 과도한 건조가 발생하면 치료 후에 보습제를 사용하셔야 합니다.

피부에 자극(피부 건조, 붉은 반점, 물집, 화상)을 줄 수 있기 때문에

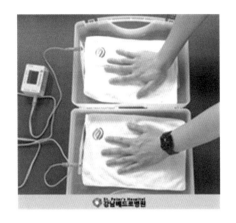

피부병이 있는 환자에서는 사용 시 주의해야 하며, 인공심장 박동기를 사용 중이거나 임산부, 인공관절과 같은 금속성 물질을 수술 시 삽입한 부위는 사용을 하시면 안 됩니다.

4. 단일공 교감신경 절제술 치료

손, 발, 얼굴, 겨드랑이 다한증으로 많은 환자들이 고통을 받고 있습니다. 그런데 많은 사람들이 다한증을 큰 질병이라고 생각하지 않고 다만 불편한 것으로 생각해서 오랜 세월 동안 수술에 대한 생각을 적극적으로 하지 않은 것도 사실입니다.

앞서 예를 들었던 치료법들은 역사와 치료 기간을 봤을 때 오랫동안 사랑받아온 치료법이지만 모두 일시적인 효과를 가져올 뿐이라는 단점이 있습니다. 그렇다면 어떻게 하면 줄줄 흐르는 땀에서 크게 해방될 수 있을까요? 저는 영구적인 효과를 원하는 분들에게는 수술을 권해드리고 있습니다. 다한증에 관한 수술은 교감신경 절제술로 통합니다. 제가 다한증 치료를 하면서 깊이 연구한 분야도 바로 이 교감신경 절제술입니다. 특히 저희 강남 베드로 병원은 다른 어떤 병원보다도 정교한 수술법으로 환자들의 만족도를 높이고 있습니다.

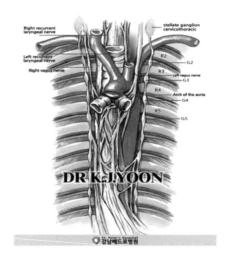

<교감신경 해부도> 이 그림의 저작권은 강남베드로병원에 있습니다.

우리의 인체 구조를 보면 교감 신경이 지나가는 모습을 볼 수 있습니다. 다한증 치료를 위한 교감신경 절제술은 이 교감신경이 지나가는 길의 절제술로 효과적인 치료를 할 수 있습니다. 과거에는 교감신경 절제술에서 주변에 많은 신경절과 신경 이음을 다 절제해서 치료할 수 있는 방법을 선호했었는데 지금은 단순히 신경절과 신경절의 이음매를 절단하는 것으로도 효과를 나타낼 수 있습니다.

수술은 과거에는 등 뒤를 열어서 신경절을 절제하는 수술법이었다가 점차 기술이 진보되고 기구가 발달되면서 흉강내시경이 도입되었습니다.

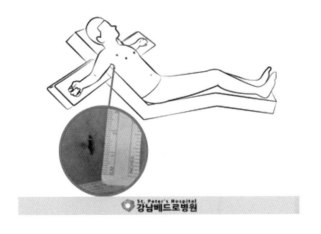

<교감신경 절제술 시 환자 자세> 이 그림의 저작권은 강남베드로병원에 있습니다.

그래서 불필요하게 등을 절제하지 않고 흉강경을 통해 겨드랑이 옆을 이용해서 교감신경절을 절제하는 법이 개발되었습니다.

수술은 환자를 반쯤 일으킨 상태에서 하게 됩니다. 이렇게 해야지만 양쪽의 수술이 쉽고 안전하고 빠르게 진행될 수 있습니다. 과거에는 환자가 한쪽으로 누워서 하는 수술이 있었는데 이런 방법은 불편하고 비효율적이라 많은 것에서 어려움을 겪었습니다. 이제 비교적 쉬운 방법을 찾아볼 수 있지요.

손바닥과 겨드랑이는 제2, 3, 4흉추(T2-T4)에서 나오는 교감신경의 지배를 주로 받으며, 이중 어느 것을 잘라도 손과 겨드랑이의 다한증은 호전됩니다. 다만 T2나 T3를 자르면 T4의 경우보다 등과 배에 보상성 다한증이 심하게 발생한다는 단점을 갖고 있는 경우를 봤습니다. 과거에는 손바닥 다한증 치료에 T3를 흔히 절단했습니다. 현재 보상성 다한증 때문에 고생하는 환자들은 대부분 T3를 절단했기 때문일 것입니다. 따라서 근래에는 T4를 절단하고 있는데, 장점으로 보상성 다한증을 예방할 수 있습니다

발바닥을 포함해 하반신은 복부 교감신경의 지배를 받고 있어서 제3

요추(L3) 교감신경을 절제하면 다한 증상이 사라집니다. 그런데 해부학적으로는 설명이 되지만 T4를 자르면 발바닥의 다한증이 호전되는 경우가 있습니다. T4를 절제 시 약 70% 정도에서 호전됩니다.

다한증 환자들에게 다한증의 부위와 정도는 개인에 따라 많은 차이를 보이고 있습니다. 그래서 개인별 상황에 적합한 교감신경 절제술이 필요합니다. 예를 들어 손바닥 다한증의 경우 땀이 손바닥에만 국한된 환자가 있는가 하면, 발바닥 혹은 겨드랑이 다한증이 동반된 환자들도 있습니다. 따라서 개개인의 다한증 상황에 따른 적절한 교감신경 절제술이 요구됩니다.

그러나 이러한 교감신경 절제술을 통해서 수술을 했지만 뜻하지 않게 손과 발에는 땀이 나지 않지만 그 이외의 등, 가슴, 사타구니 등에 과도하게 땀이 나는 부작용이 발생하였습니다. 보상성 땀이 발생할 경우 많은 의사들이 이 치료법이 환자에게 도움이 될 수 있는지 의문을 가졌습니다. 오랜 연구 결과 제2 신경절을 절제하는 것이 아니고 제4의 신경절을 절제함으로써, 또한 신경절과 신경절 사이에 체인이 있는데 그것만 단순하게 절제해도 큰 효과가 있다는 것이 입증됐습니다.

최근, 제4 교감신경절이 절제되고 이 수술을 통해서 보상성 다한증이 10% 미만으로 발생된다는 학회 보고들이 많이 나와 있습니다.

대체적으로 안면 부위에 문제가 있으면 두 번째 신경절에 수술을 하고, 그다음 팔 쪽에 있을 때는 세 번째, 겨드랑이에 있을 때는 다섯 번째 신경 길을 절단해 주면 효과가 있다는 것이 밝혀졌습니다.

수술 장비는 그렇게 복잡하지 않습니다. 특히 베드로 병원에서 사용하는 수술 방법은 간편합니다. 새로운 장비들이 많이 들어와 있기 때문입니다. 수술이 진행될 때 두 개의 모니터가 사용됩니다. 베드로 병원에서

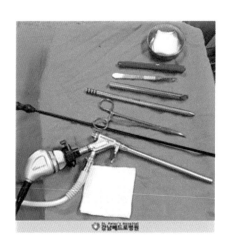

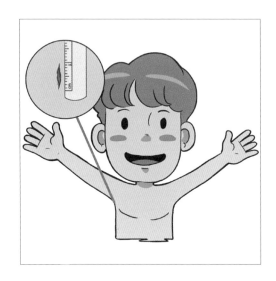

사용하는 수술 방법의 가장 중요한 키포인트는 수술하면서 엑스레이를 통해서 어느 부분을 정확하게 절단하는 것이 필요한지 모니터를 보고 치료 위치를 잡는 것입니다.

흉강경을 통해서 가슴을 보면 신경절이 쉽게 노출되어 찾을 수 있습니다. 과거에는 일시적인 클립을 통해서 잠시 묶었다가 증세 호전 유무를 본 다음에 2차적인 수술을 다시 하는 경우가 있었습니다. 그렇게 하면 번거롭고 환자에게 2차 수술에 대한 부담이 있었는데 지금은 사용하지 않고 있습니다.

지금은 바로 정확한 위치를 찾는 것이 중요해졌습니다. 겨드랑이 밑에 약 1cm 정도 절개를 한 다음에 내시경을 통해서 교감신경절을 확인합니다. 그 확인을 더욱 안전하게 하기 위해 C-Arm 모니터를 통해 더 확실한 위치를 더블 체크합니다. 신경이 내려가는 부분을 절제하면서 수술은 마치게 됩니다. 비교적 쉬운 수술 같지만 고도로 발달된 흉강경과 내부적으로 도와주는 C-Arm 모니터가 하나로 이루어져서 정확한 병세를 최소의 절개와 최소의 손상으로 수술을 마무리할 수 있습니다.

환자들의 증상이 교과서처럼 딱 손에만 나는 사람 딱 발에만 나는 사람이 드물고 실제로 머리 얼굴에 땀이 나는 사람은 상체에 전부 땀이 나는 경우도 많습니다. 그래서 어디 한 군데만 땀이 나는 경우보다 복합적인 경우가 많은 걸로 나타났습니다. 손에 땀이 많은 사람이 발도 같이 다한증인 경우, 가슴 위로부터 머리 얼굴에 땀이 나는 상체 다한증인 경우, 그와 더불어 하반신도 땀이 많은 경우도 있습니다. 이럴 때 환자에게 문진을 잘해서 어느 곳을 절제해야 하는지는 경험이 많은 전문의의 손길이 닿아야만 합니다.

또 클립이 좋으냐, 절제가 좋으냐 하는 의문도 가질 수 있습니다. 그것은 이론적일 뿐이지 어떠한 교감신경절과 절 사이를 절제할 것인지 교감신경절을 치료할 것인지는 전문의가 판단을 해야 합니다.

대체적으로 절을 손을 댔을 때는 보상성이 많이 나오는 걸로 나타났기에 가능한 피하고 절과 절 사이를 치료하는 것을 권합니다.

실제로 최근에 수술한 22살 학생은 삼촌이 다한증 환자였습니다. 삼촌과 똑같이 손과 발이 땀으로 고생했는데 수술 후 둘 다 땀이 잡힌 예도 있습니다. 손과 발과 겨드랑이까지 땀이 많이 난다고 했을 때는 겨드랑이를 레이저로 치료할 것인지 교감신경을 치료할 것인지는 상황에 따라 잘 판단하고 치료합니다. 간혹 수술을 받았음에도 불구하고 손에 똑같이 다시 땀이 나는 경우, 교감신경이 하나가 있는데 두 신경(KUNTZ)이 존재하는 사람이 있기에 이런 경우 다시 재발할 수도 있습니다. 이런 것을 예방하기 위해서 수술할 때 가능한 두 가지 신경이 있는지 없는지를 관찰해야 합니다.

세계보건기구의 정의에 의하면 과도한 땀이 나는 것은 질병이기 때문에 수술을 통하지 않고는 좋아지지 않는다고 명명이 되어 있습니다. 수술에 대한 우려는 치료에 의해서 생명이 위협된다든지 후유증에 위험성은 극복이 되어 있습니다. 비교적 안전하게 진행할 수 있는 수술입니다.

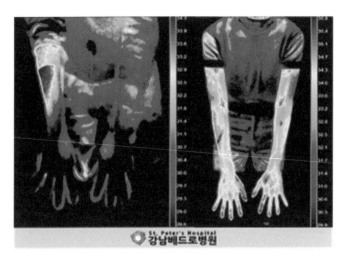

실제 수술을 한 환자로 수술 전(좌측 사진)에 수술 후(우측 사진)
교감신경 절제술 시행 후 순환이 좋아지는걸 알수 있다.

대부분의 사람들은 이 수술이 권장되기 전에 도전적인 치료로 약물, 이온 등의 치료를 해봤지만 일시적인 효과를 보았을 뿐 다한증으로 인한 지속적인 삶의 질을 개선하기 위해서는 신중하게 수술을 검토해볼 필요가 있는 것입니다.

수술 시간은 20분 미만입니다. 의외로 간단합니다. 하지만 환자들은 하루 입원을 하게 됩니다. 하루 입원을 하게 되는 이유가 있습니다. 폐가 흉강에 있기 때문에 폐 손상을 없애기 위해서 그리고 시야를 확보하기

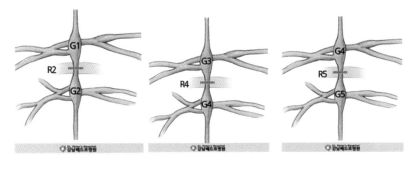

손바닥 & 발바닥 다한증 신경 절제 위치   겨드랑이 다한증 신경 절제 위치

위해서 살짝 폐와 흉강 사이의 공간을 확보합니다. 그래서 안전상 하루 24시간 동안 병원에 있으면서 발생할 수 있는 기흉이나 혈흉 등의 합병증이 발생하나 추이를 지켜보게 됩니다. 환자의 안전을 위해 하루 입원을 하게 되는 겁니다.

이렇게 내시경을 통해서 수술을 할 때 우리가 수술 중 모니터를 통해서 정확한 위치를 파악한 다음 그 부위를 찾아서 신경절과 신경절 사이를 절제해서 보상성을 최소화시킬 수 있는 수술 방법을 학회에서도 발표했습니다.

5장 ╮ 다한증 수술의 하루

2020년 6월 2일 오후 2시 다한증 수술
(환자: 37세 / 여성/ 머리와 겨드랑이 다한증)

"생명의 근원지이시며, 참 치유자이신 하느님 아버지
저에게 맡겨주신 ○○○ 환우를 수술하고자 하오니
저에게 허락하신 의료지식과 의술을 온전히 발휘하여
최선을 다할 수 있도록 이끌어 주소서.

자비로운 하느님 아버지 ○○○ 환우를 위탁하오니
수술 후 빠른 치유와 회복의 은총을 베풀어 주시어
가족 친지와 함께 저희가 큰 위안과 기쁨을 누리며
아버지께 찬미와 영광을 드리게 하소서.

우리 주 예수 그리스도를 통하여 비나이다.
아멘."

강남베드로병원 수술실 안 위생대에는 위 기도문이 붙어 있습니다.

제가 수술 들어가기 전에 손을 씻으면서 마음속으로 비는 기도문이기도 하고 모든 수술실 스텝들이 마음에 새기는 기도문이기도 합니다.

환자 한 분 한 분의 수술은 어떤 오차나 실수 없이 진행되어야 하기에 고도의 집중력과 심혈을 기울이는 마음이 필요합니다.

오늘도 외과적 손 위생법에 따라 손을 구석구석 세밀하게 깨끗이 무균 상태로 씻고 나서 기도문을 바라봅니다.

이번에 수술할 환자는 37살의 여성으로 손과 머리 그리고 겨드랑이 땀이 많이 나서 불편함을 겪다가 손과 머리 지속적인 땀과 겨드랑이 제모 및 레이저 치료를 하였으나 효과가 없어 다한증 수술을 결심하게 되었습니다.

수술은 마취 전문 원장님과 네 명의 간호사, 그리고 집도의인 제가 함께 합니다.

수술 환자는 그날 전신 마취를 합니다.
마취 전에 환자의 식사, 혈압, 당뇨, 평소에 먹는 약 등에 대해서 간호사가 체크를 합니다.

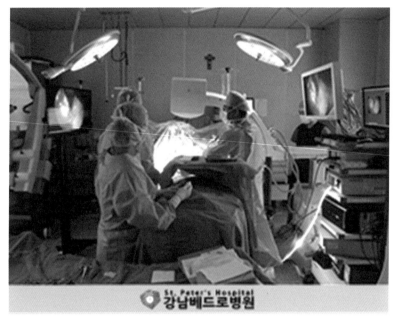

내시경 모니터를 통해 수술하는 모습

"수술이 끝나고 가슴이 답답하다고 하시는 경우가 많습니다. 수술이 끝난 후 심호흡을 많이 해야 합니다."

간호사는 수술 후 마취에서 깼을 때 심호흡의 중요성을 거듭 강조합니다. 그리고 환자의 긴장을 풀어주고 기분을 좋게 한 후에 마취제를 투여합니다.

그리고 나서 호흡기 삽관을 한 다음 마취가 시작됩니다.

수술실에는 두 개의 모니터가 흉강 내시경을 볼 수 있도록 마련되어 있습니다.

실시간으로 모니터를 보면서 수술을 진행하게 됩니다.
C-ARM(영상증폭장치) 모니터를 통해 한 번 더 절제 부위를 정확히 확인하기에 더욱 안전한 수술을 할 수 있습니다.

이 환자 같은 경우 머리와 겨드랑이에서 땀이 줄줄 흐르는 경우이기에 오른쪽, 왼쪽 양쪽 모두 1cm가량을 절개해야 합니다. 단일공 교감절제술은 최소한의 크기로 절제해서 내시경을 통해 접근하기 때문에 흉터의 부담은 적다고 할 수 있습니다.

절개 후, T4번의 신경절을 향해서 내시경을 넣습니다. 위치를 정확히 잡기 위해서 내시경 모니터와 C-ARM 모니터를 모두 이용해서 정확한 위치를 파악합니다.

그리고 주변 조직을 박리합니다. 수술 스텝들 모두 가장 집중력을 요구하는 순간입니다. 절제 후 유착을 피하기 위해 유착방지제를 투입합니다. 지나치게 항진되어 있는 흉부 교감 신경을 차단하는 방법으로 T4번의 절제는 보상성 땀을 최대한 줄여주기도 합니다. 오른쪽이 끝나고 왼쪽을 할 때도 마찬가지의 방법으로 단일공 내시경을 이용합니다. 절제를 잘 마친 후 양 옆구리의 절개 부위는 바로 아물 수 있게 마무리를 합니다.

마취에 들어가는 시간을 빼고 수술 시간은 20분 정도입니다. 환자분은 수술 후 마취가 깬 후 하루 입원을 하게 됩니다.

수술이 끝난 후 오후 5시쯤 환자가 입원해 있는 입원실에 가봅니다. 마취에서 깨서 정신을 차린 환자는 수술이 잘 되었냐고 물어봅니다.

"아주 잘 되었습니다."

수술을 마친 후 이 말을 해줄 때 저도 숙제 하나를 끝낸 기분이 듭니다.

환자분은 하루 입원을 하게 되는데 폐 손상은 없는지, 시야는 확보가 되었는지 안전을 체크하기 위해서 하루 병원에서 관리를 하게 됩니다.

최소의 절개와 최소의 손상으로 또 수술을 마무리했습니다. 수술 환자는 내일 퇴원을 하게 되고, 빠른 시일 내에 정상적인 사회생활을 할 수 있을 겁니다. 오랜 시간 땀 때문에 고충이었던 시간에서 벗어나시길 기도합니다.

6 장 � 나의 다한증 이야기

14개의 케이스

1. 종이접기를 하게 됐어요. / (12세, 여)

안녕하세요.

저학년 때부터 제가 제일 좋아하는 취미는 종이접기였어요.

종이로 얼마나 많은 걸 만들 수 있는지 몰라요.

비행기, 자동차, 꽃, 바구니, 인형, 나무 등등 뭐든 종이접기로 만들어낼 수 있잖아요. 저는 정말 종이접기를 좋아합니다.

만들고 싶은 물건 하나씩 접을 때마다 내가 만든 종이접기 작품을 보면서 세상을 만들어가는 꿈을 꾸었지요.

그런데 초등학교 3학년 때부터였습니다.

종이접기를 할 때마다 손과 발에 땀이 나기 시작하더군요.

배를 종이로 접는데 손에 나는 땀 때문에 종이배가 흥건히 젖었어요.

마치 종이로 만든 배였는데 비 오는 날 바다에 나간 배처럼 젖어버렸지요.

너무 속상해서 울었습니다.

종이를 접을 때마다 수건으로 닦고 종이접기를 해도 종이가 땀에 흐물흐물해지는 일이 매번 반복되니 더 이상 내가 좋아하는 종이접기를 할 수 없나? 그런 생각이 드는 겁니다.

종이접기 할 때뿐만 아니라 일상생활을 할 때도 손과 발에서 땀이 흥건히 젖는 일이 잦아졌습니다.

학교에 다닐 때 체육 시간에 철봉을 할 때도, 아이들과 손잡고 강강술래를 할 때도 손에는 흥건히 땀이 젖었습니다. 무척 불편하고 수치스러웠습니다. 친구들이 놀릴까 봐 걱정도 되고 땀 때문에 체육 성적이 안 좋아지는 것도 자존심 상했어요.

특별활동 부서로는 종이접기부를 들 정도로 종이접기를 좋아했지만 그 취미도 이내 두려워졌습니다. 땀으로 종이가 흥건히 젖어버리는 일이 반복되자 저는 수업을 더 이상 할 수가 없었습니다. 고민 끝에 엄마에게 상의했습니다. 엄마는 강남베드로병원에서 수술을 받으면 좋아질 수도 있다고 했지요. 수술이요? 너무 무서웠어요. 수술을 받을 만큼 심각하나? 엄마도 저도 고민이 됐지요. 그런데 정말 종이접기를 다시 하고 싶었어요. 체육 시간에 철봉에서 미끄러져 손을 놓는 일도 너무 싫었어요.

상담이라도 해보자 하고 강남베드로병원에 갔습니다. 원장님은 겁먹은 나에게 수술이 그리 무서운 게 아니라고 잘 설명해 주셨지요. 엄마랑 상담을 받으러 갔다가 바로 수술 날을 잡았습니다. 정말 용기 내서 결정한 것입니다.

지금은 저의 그 용기에 저 스스로 엄청 칭찬하고 있어요. 진짜 짱입니다.
진짜 손에 나는 땀이 멈췄고, 수술도 그렇게 힘들지 않았어요.

이제 저는 다시 종이접기부에 들어가서 좋아하는 종이접기를 하고 있어요.
제가 만든 배는 이제 더 이상 젖지 않는 배가 되었어요.
진짜 신기하더라고요.
체육 시간에 철봉에 오래 매달리기도 자신 있게 하고 있습니다.
친구들과 손잡는 것도 부끄럽지 않게 되었습니다.

수술이라고 해서 좀 무서웠는데 정말 용기를 잘 낸 거 같습니다.
그리고 강남베드로병원 수술을 도와주신 모든 분들에게 감사를 드립니다.

땀 안 나는 손! 진짜 너무 좋아요.

종이접기를 하게 됐어요.

(12세, 여)

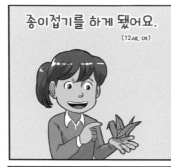

안녕하세요. 저는 초등학교 6학년 여학생입니다.
저학년 때부터 제가 제일 좋아하는 취미는 종이접기였어요.
만들고 싶은 물건 하나씩 접을 때마다 내가 만든 종이접기
작품을 보면서 세상을 만들어가는 꿈을 꾸었어요.

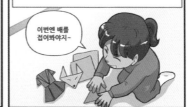

이번엔 배를
접어봐야지~

그런데 초등학교 3학년 때부터 종이접기를 할 때마다
땀이 나기 시작하는 거예요..
종이배를 접는데 종이가 흥건히 젖어 비 오는 날 바다에
나간 배처럼 젖어버리더라구요.

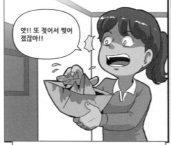

앗!! 또 젖어서 찢어
졌잖아!!

종이를 접을 때마다 수건으로 닦고 종이접기를 해도
종이가 땀에 흐믈흐믈해지는 일이 매번 반복되니
더 이상 내가 좋아하는 종이접기를 할 수 없나? 그런
생각이 들었어요.

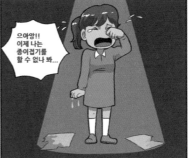

으아앙!!
이제 나는
종이접기를
할 수 없나 봐...

종이접기 할 때뿐만 아니라 일상생활할 때도 손과
발에서 땀이 흥건히 젖는 일이 잦았어요.
체육시간에 철봉을 할 때나 애들과 강강술래를 할 때도
땀이 너무 많이 났어요.

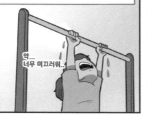

악...
너무 미끄러워..

친구들이 놀릴까 봐 걱정도 되고 땀 때문에 체육 성적도
안 좋아지는 것 같아 자존심이 많이 상했어요.

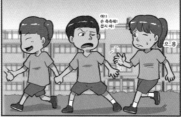

야!!
손 축축해
잡지 마!

으.응

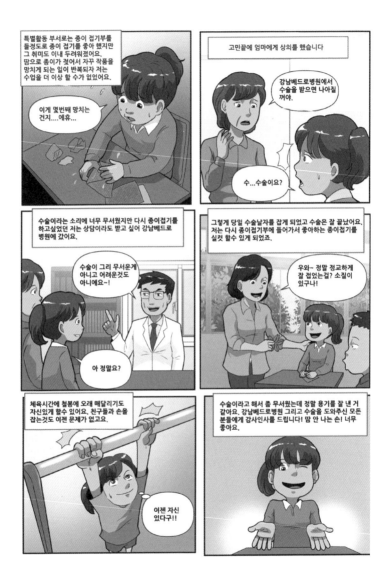

특별활동 부서로는 종이 접기부를
들정도로 종이 접기를 좋아 했지만
그 취미도 이내 두려워졌어요.
땀으로 종이가 젖어서 자꾸 작품을
망치게 되는 일이 반복되자 저는
수업을 더 이상 할 수가 없었어요.

이게 몇번째 망치는
건지....에휴...

고민끝에 엄마에게 상의를 했습니다

강남베드로병원에서
수술을 받으면 나아질
꺼야.

수...수술이요?

수술이라는 소리에 너무 무서웠지만 다시 종이접기를
하고싶었던 저는 상담이라도 받고 싶어 강남베드로
병원에 갔어요.

수술이 그리 무서운게
아니고 어려운것도
아니에요~!

아 정말요?

그렇게 당일 수술날자를 잡게 되었고 수술은 잘 끝났어요.
저는 다시 종이접기부에 들어가서 좋아하는 종이접기를
실컷 할수 있게 되었죠.

우와~ 정말 정교하게
잘 접었는걸? 소질이
있구나!

체육시간에 철봉에 오래 매달리기도
자신있게 할수 있어요. 친구들과 손을
잡는것도 이젠 문제가 없고요.

이젠 자신
있다구!!

수술이라고 해서 좀 무서웠는데 정말 용기를 잘 낸 거
같아요. 강남베드로병원 그리고 수술을 도와주신 모든
분들에게 감사인사를 드립니다! 땀 안 나는 손! 너무
좋아요.

2. 회색 티를 입을 수가 없어요. / (20대, 여)

누구나 살다 보면 트라우마가 생기는 일을 만나게 된다고 합니다. 저는 회색 티를 입을 수 없는 트라우마를 간직하게 된 다한증 환자입니다. 고등학교 때도 저는 평소에 손과 발, 겨드랑이에 땀이 많아 불편한 생활을 해오던 여학생입니다.

스무 살이 되어 대학에 들어갔을 때, 모든 것을 다 가진 듯 자유로웠습니다.

중, 고등학교 생활 동안 교실에서 입시 공부만 하던 시간이 바뀐 거지요. 신입생 환영회에서 친구들과 선배들과의 만남은 즐거웠습니다. 가끔 내가 선택한 전공이 내 적성에 맞는 건가 의문이 들기도 했지만 그런 고민을 오래 하기에는 대학 생활 속 유혹은 넘쳐나도록 많았습니다. 동아리에 영입하려는 선배들이 술을 사주는 일도 많았고, MT를 다녀온 친구들은 캠퍼스 커플이 되는 일도 많았습니다. 매일매일 웃을 일이 넘쳐나는 생활이었지요.

특히, 5월의 대학 캠퍼스는 축제로 가득합니다. 학생회에서는 정말 많은 것을 준비하더군요. 각 과별로 장기자랑을 준비해서 대회를 열기도 하고, 축제 기간에 유명 가수와 연예인이 학교에 찾아와 공연을 하기도 했지요. 신이 났습니다. 대학의 낭만을 즐기고 있는 이 시간이 청춘에서 가장 싱그러운 시간이란 생각이 들었어요.

우리 과에서 과 티를 제작한다고 했어요. 티 색깔을 두고 많은 의견이 분분했지만 가장 무난한 색깔인 회색으로 결정이 났지요. 저는 행사를 앞에서 진행하는 자원봉사단이 되어 축제를 인솔했습니다. 자봉단(자원봉사단의 줄임말)을 하면서 나름 축제를 이끄는 주체가 된 경험은 새로웠습니다. 다양하게 진행되는 이벤트가 원활하게 끝날 수 있게 전천후로 자봉단이 움직여서 활동을 하거든요. 거기에서 마음에 드는 친구도 점찍게 되었습니다. 저는 어쨌든 그 친구와 팀을 이루어 행사를 진행하기 위해 애썼지요. 점점 가까워지고 있어서 좋았습니다.

단과대 장기자랑을 위해 단상을 옮기는 작업을 하는 날이었습니다. 그날도 그 친구와 같은 조가 되어서 같이 단상의 나무상자를 옮기고 천막을 치고 그런 자봉단 일을 했지요. 그런데 이게 어찌 된 일인지요. 평소에도 땀이 많던 저는 흰색 티나 표가 안 나게 데오드란트를 바르거나 하면서 땀을 숨겨왔는데 그날은 그것도 소용이 없었습니다. 우리 과 학생

전체가 회색으로 맞춘 티를 입고 축제 행사를 진행하는데 제 옷만 땀으로 흥건히 물이 들었습니다. 겨드랑이에 과도한 땀이 났고, 아이들은 그런 제 회색 옷을 보면서 걱정 반 놀림 반의 시선을 보냈지요. 제일 부끄러운 것은 그 친구가 저의 젖은 회색 티셔츠를 굉장히 놀란 눈으로 봤을 때였습니다. 정말 쥐구멍에라도 들어가고 싶었어요. 울고 싶기도 했고요. 이제껏 불편해도 참아왔던 과도한 곁땀의 체질이 너무 저주스러웠습니다. 그 뒤로 저는 회색 티를 못 입는 트라우마가 생겼습니다.

겨드랑이 땀을 치료할 수 있다는 병원을 찾아냈습니다.
강남베드로병원이었지요. 저는 상담하러 갔다가 그날 바로 수술을 잡았습니다. 하루빨리 다한증의 지겨움에서 벗어나고 싶었습니다. 낭만이 가득한 대학의 여름을 부끄러운 겨드랑이 땀 때문에 망쳐버릴 수 없었어요. 20대에 계속 트라우마를 간직하고 산다는 것은 너무 우울한 일이라는 생각이 들었습니다.

수술과 레이저 치료로 이제는 데오드란트도 필요 없고, 색깔이 있는 티셔츠를 꺼리는 마음도 싹 사라졌습니다. 매해 4월부터 기온이 살짝만 올라가도 긴장이 되던 마음도 많이 완화되었습니다. 여름이 두렵지 않습니다. 진작 수술할 걸 그런 생각도 들지만 지금이라도 수술을 하고 땀이 비정상적으로 많이 나지 않게 되었다는 걸 감사하게 생각합니다. 옷 입을 때 자신감도 생겼어요. 정말 얼룩이 질까 봐 꺼리던 옷이 많았거든요. 다한증 수술 저는 정말 만족하고 감사합니다.

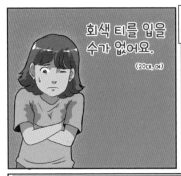

회색 티를 입을 수가 없어요.

(20대, 여)

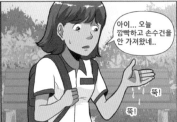

저는 회색 티를 입을 수 없는 트라우마를 간직하게 된 다한증 환자입니다. 고등학교 때도 손과 발, 겨드랑이에 땀이 많아 불편한 생활을 해오던 여학생입니다.

아이... 오늘 깜빡하고 손수건을 안 가져왔네..

뚝!
뚝!

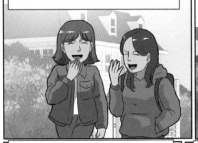

스무 살이 되어 대학에 들어갔을 때, 모든 것을 다 가진 듯 자유로웠습니다. 중, 고등학교 생활 동안 교실에서 입시 공부만 하던 시간이 바뀐 거지요.

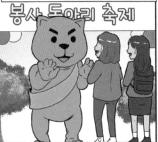

특히 5월의 대학 캠퍼스는 축제로 가득합니다. 학생회에서는 정말 많은 것을 준비하더군요. 정말 신이 났습니다. 대학의 낭만을 즐기고 있는 이 시간이 청춘에서 가장 싱그러운 시간이란 생각이 들었어요.

봉사 동아리 축제

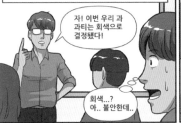

우리 과에서 과티를 제작한다고 했어요. 결국 가장 무난한 색깔인 회색으로 결정이 났지요. 살짝 불안하긴 했지만 설마 무슨 일이 있겠어?라는 생각으로 넘어갔죠.

자! 이번 우리 과 과티는 회색으로 결정됐다!

회색...? 아.. 불안한데..

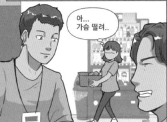

저는 행사를 앞에서 진행하는 자원봉사단이 되어 축제를 인솔했습니다. 거기에서 마음에 드는 친구도 점찍게 되었습니다. 그 친구와 팀을 이루어 행사를 진행하기 위해 애썼지요.

아... 가슴 떨려..

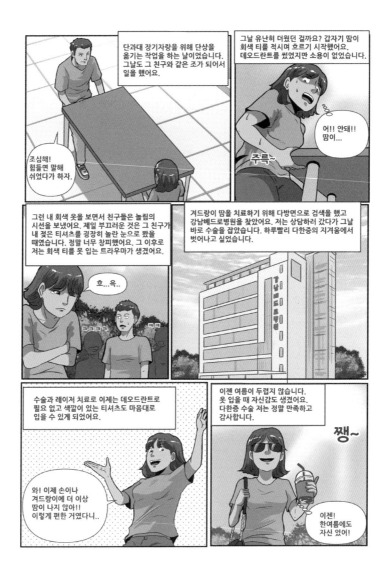

단과대 장기자랑을 위해 단상을 옮기는 작업을 하는 날이었습니다. 그날도 그 친구와 같은 조가 되어서 일을 했어요.

조심해! 힘들면 말해 쉬었다가 하자.

그날 유난히 더웠던 걸까요? 갑자기 땀이 회색 티를 적시며 흐르기 시작했어요. 데오드란트를 썼었지만 소용이 없었습니다.

어!! 안돼!! 땀이...

주룩

그런 내 회색 옷을 보면서 친구들은 놀림의 시선을 보냈어요. 제일 부끄러운 것은 그 친구가 내 젖은 티셔츠를 굉장히 놀란 눈으로 봤을 때였습니다. 정말 너무 창피했어요. 그 이후로 저는 회색 티를 못 입는 트라우마가 생겼어요.

호...윽..

겨드랑이 땀을 치료하기 위해 다방면으로 검색을 했고 강남베드로병원을 찾았어요. 저는 상담하러 갔다가 그날 바로 수술을 잡았습니다. 하루빨리 다한증의 지겨움에서 벗어나고 싶었습니다.

수술과 레이저 치료로 이제는 데오드란트로 필요 없고 색깔이 있는 티셔츠도 마음대로 입을 수 있게 되었어요.

와! 이제 손이나 겨드랑이에 더 이상 땀이 나지 않아!! 이렇게 편한 거였다니..

이젠 여름이 두렵지 않습니다. 옷 입을 때 자신감도 생겼어요. 다한증 수술 저는 정말 만족하고 감사합니다.

쨍~

이젠! 한여름에도 자신 있어!

3. 식사 자리가 두려웠습니다. / (50대, 남성)

"언제 밥 한번 먹읍시다!"

사회생활을 하면 종종 인사처럼 저 말을 합니다.

하지만 저는 진짜 필요한 식사 자리가 아니면 밥 한번 먹는 일이 늘 두려운 사람이지요. 특히 매운 음식이 메뉴로 잡히면 여간 곤혹스러운 게 아닙니다. 저는 매운 음식을 보기만 해도 땀이 비가 오는 것처럼 흘렀지요. 그리고 뜨거운 음식을 먹을 때는 더 심했습니다. 집에서는 아예 타월을 옆에 두고 식사를 하는데 사회생활할 때의 식사 자리는 그럴 수도 없는 일이지요.

사업을 하다 보면 종종 비즈니스 식사 자리가 있습니다. 그럴 때는 늘 손수건을 준비해서 나갑니다. 음식 앞에서 줄줄 흐르는 땀을 닦으면서 먹으면 상대방이 걱정할 때도 많습니다. 저는 미리 양해를 구하고 체질상 그렇다고 말을 하지만 여간 불편한 게 아니었습니다. 정말 고민이 많았고 대인기피증이 오려고 하더군요. 중요한 식사 자리에서는 더 긴장이 되어 늘 곤욕을 치릅니다. 항상 손수건을 준비해서 비 오듯이 내리는 땀을 닦는 것도 한두 번의 일이지 이대로는 사회생활을 더 못하겠다는 생각이 들었습니다. 특히나 머리 쪽에서 흐르는 땀과 겨드랑이의 땀이 문제였습니다. 식사를 한 번 하고 나면 사우나를 다녀온 것처럼 머리와 겨드랑이가 흠뻑 젖었습니다.

그러다가 다한증을 수술로 치료할 수 있다는 이야기를 들었습니다. 솔깃했지요. 그런데 반신반의하기도 했습니다. 뭔 큰 질병도 아니고 이건 선천적인 것 같은데 과연 이게 수술을 한다고 나을 수 있는지 의심이 들기도 했지요. 밥 먹을 때 잠시 불편한데 꼭 수술까지 해야 하나 하는 마음도 들었습니다. 그렇게 수술에 대해서 반신반의하면서 상담을 했습니다. 간혹 부작용으로 보상성 땀이 다른 부위에 날 수도 있는 수술이라고 하더라고요. 간혹이라는 경우에 제가 걸리면 어쩌나 하는 생각도 들었지요. 그렇지만 식사를 하거나 조금만 긴장해도 머리를 감은 것처럼 땀이 나는 머리보다 땀이 나는 가슴이나 겨드랑이가 낫겠다는 생각도 들었어요.

수술은 성공적이었습니다. 정말 땀이 감쪽같이 안 나기 시작했어요. 하루 입원해서 간단하게 수술을 하면 되는 일이었는데 너무 늦게 했다는 생각도 들더라고요. 이제 더 이상 식사 약속이 두렵지 않고 대인기피증 증상도 없어졌습니다.

"언제 밥 한번 먹읍시다!"
이제는 진심으로 이렇게 인사할 수 있게 되었습니다. 감사합니다.

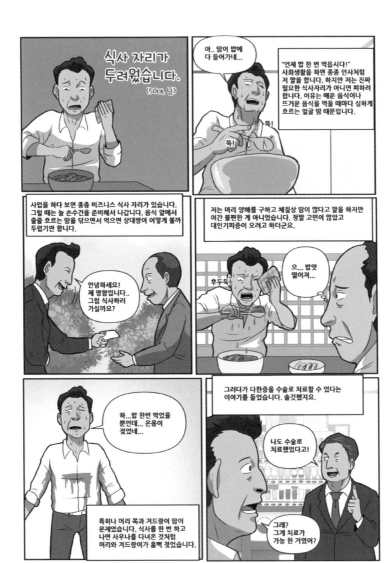

식사 자리가
두려웠습니다.
(50대, 남)

아.. 땀이 밥에
다 들어가네...

뚝!

뚝!

"언제 밥 한 번 먹읍시다!"
사회생활을 하면 종종 인사처럼
저 말을 합니다. 하지만 저는 진짜
필요한 식사자리가 아니면 피하려
합니다. 이유는 매운 음식이나
뜨거운 음식을 먹을 때마다 심하게
흐르는 얼굴 땀 때문입니다.

사업을 하다 보면 종종 비즈니스 식사 자리가 있습니다.
그럴 때는 늘 손수건을 준비해서 나갑니다. 음식 앞에서
줄줄 흐르는 땀을 닦으면서 먹으면 상대방이 어떻게 볼까
두렵기만 합니다.

안녕하세요!
제 명함입니다..
그럼 식사하러
가실까요?

저는 머리 양해를 구하고 체질상 땀이 많다고 말을 하지만
여간 불편한 게 아니었습니다. 정말 고민이 많았고
대인기피증이 오려고 하더군요.

후두둑!

으... 밥맛
떨어져...

하...밥 한번 먹었을
뿐인데... 온몸이
젖었네...

특히나 머리 쪽과 겨드랑이 땀이
문제였습니다. 식사를 한 번 하고
나면 사우나를 다녀온 것처럼
머리와 겨드랑이가 흠뻑 젖었습니다.

그러다가 다한증을 수술로 치료할 수 있다는
이야기를 들었습니다. 솔깃했지요.

나도 수술로
치료했었다고!

그래?
그게 치료가
가능 한 거였어?

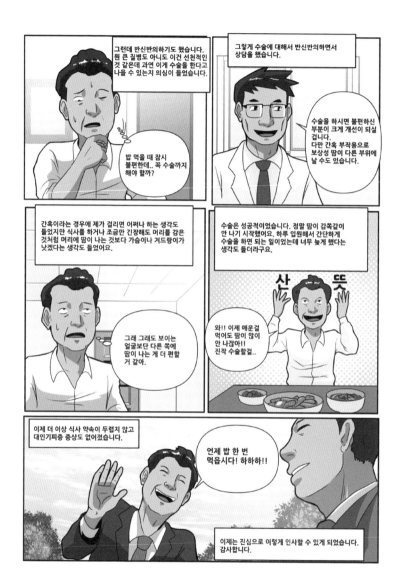

그런데 반신반의하기도 했습니다. 뭔 큰 질병도 아니도 이건 선천적인 것 같은데 과연 이게 수술을 한다고 나을 수 있는지 의심이 들었습니다.

그렇게 수술에 대해서 반신반의하면서 상담을 했습니다.

밥 먹을 때 잠시 불편한데.. 꼭 수술까지 해야 할까?

수술을 하시면 불편하신 부분이 크게 개선이 되실 겁니다. 다만 간혹 부작용으로 보상성 땀이 다른 부위에 날 수도 있습니다.

간혹이라는 경우에 제가 걸리면 어쩌나 하는 생각도 들었지만 식사를 하거나 조금만 긴장해도 머리를 감은 것처럼 머리에 땀이 나는 것보다 가슴이나 겨드랑이가 낫겠다는 생각도 들었어요.

그래 그래도 보이는 얼굴보단 다른 쪽에 땀이 나는 게 더 편할 거 같아.

수술은 성공적이었습니다. 정말 땀이 감쪽같이 안 나기 시작했어요. 하루 입원해서 간단하게 수술을 하면 되는 일이었는데 너무 늦게 했다는 생각도 들더라구요.

산 뜻

와!! 이제 매운걸 먹어도 땀이 많이 안 나잖아!! 진작 수술할걸..

이제 더 이상 식사 약속이 두렵지 않고 대인기피증 증상도 없어졌습니다.

언제 밥 한 번 먹읍시다! 하하하!!

이제는 진심으로 이렇게 인사할 수 있게 되었습니다. 감사합니다.

4. 마우스 잡기 힘든 프로게이머 / (20대, 남성)

저는 프로게이머입니다.

한국에서 활발히 활동하다가 얼마 전 대만에 있는 프로팀으로 이전하게 되었습니다. 꿈에 그리던 프로팀에 소속되어서 정말 기대되는 일이었습니다. 대만에 있는 프로팀에 소속되면서 월등히 국제적인 경기 참가가 많아졌습니다. 꿈에 그리던 리그에서 견줄만한 세계 선수들과 게임을 하니까 스트레스도 많았지만 그만큼 보람도 컸습니다.

그런데 큰 경기를 할 때는 평소보다 긴장을 많이 해서 그런지 손에 땀이 많이 나기 시작하더군요. 긴장해서 그런가 보다 마인드 컨트롤을 하려 해도 잘 낫지 않았습니다. 이제 국제 경기는 익숙해질 때도 되었는데 손에 땀이 나는 증상은 더욱 심해졌고 제 일상에도 불편함을 가져왔습니다. 음료수병을 딸 때도 손이 미끄러워서 잘 딸 수 없을 지경이 되자 걱정이 되더군요.

점차 극도의 긴장과 스트레스 때문인지 병적인 증상으로 발전했습니다. 손에 땀이 많이 나서 마우스와 키보드가 땀에 미끄러져 경기에 패하는 경우가 종종 있었지요.

속이 상하더군요. 어떻게 해서 이런 국제무대까지 진출했는데 손에서 나는 땀으로 경기에 악영향을 미치는 것은 치명적인 일이었습니다.

처방약을 먹어보기도 하고 연고를 발라보기도 했지만 치료가 쉽지는 않았습니다. 저는 고심 끝에 손 다한증 수술을 결정했습니다.

그렇게 강남베드로병원을 찾았습니다.

선생님은 수술에 관해 설명해 주셨고, 보상성 땀 증상이 우려되었지만 빨리 다한증을 없애고 싶었기에 바로 수술을 결정했습니다.

수술은 정말 놀랍게도 간단했습니다. 저는 마취에 들어가는 순간까지 기억이 있고, 잠시 눈을 감았다 떴는데 수술이 완료되어 있었습니다. 짧은 시간 안에요. 마취가 깨고 나서 우선 손을 보았습니다. 수술 때문에 긴장을 했을 텐데 놀랍게도 땀이 없었습니다. 정말 놀라웠지요. 그렇게 수술 후 땀이 나는 증상은 온전히 좋아졌습니다.

병원에서 추후 경과를 보기 위해 퇴원 후에도 외래 진료를 잡아주셨습니다. 그렇게 외래 진료도 보면서 다시 국제적인 경기가 다가왔지요. 저절로 긴장이 되었습니다. 그런데 놀랍게도 손에는 땀이 안 났습니다. 손에 땀이 나지 않으니까 다시 게임 경기에 대한 자신감이 급속도로 붙었습니다. 마음이 안정되니까 연습할 때도 실력이 늘어났습니다. 집중력도 좋아졌고요.

수술 후, 첫 경기에 성과가 매우 좋아져서 너무 기뻤습니다.

이제 더 이상 마우스에 손수건을 대고 클릭을 하지 않아도 되었습니다. 마우스가 미끄러져서 실수하는 경우도 없어졌고요.

수술 후 부작용에 대한 우려도 그냥 기우였습니다. 다행히 저에게 보상성 땀 증상은 나타나지 않았습니다. 게임할 때 묘하게 올라오던 긴장감도 줄어들었습니다.

참 고마운 일입니다.

다한증 수술의 만족도, 저는 월등히 좋아진 경기 성과로 대신 전하고 싶네요.

앞으로도 더 좋은 활동을 할 수 있도록 노력하겠습니다.
고맙습니다.

마우스 잡기 힘든 프로게이머

(20대, 남)

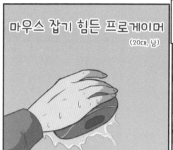

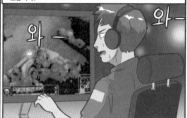

저는 프로게이머입니다.
한국에서 활발히 활동을 하다가 얼마 전 대만에 있는 프로팀으로
이전하게 되었습니다. 국제경기 참가가 많아지면서 실력 있는
프로선수들과 게임을 하니까 스트레스도 많았지만 그만큼 보람도
컸습니다.

그런데 큰 경기를 할 때는 평소보다 긴장을 많이 해서
그런지 손에 땀이 많이 났습니다. 갈수록 손에 땀이
많이 나는 증상은 심해졌고 게임을 할 때 마우스 컨트롤을
하는데 많은 불편함을 주었습니다.

땀때문에 결국 경기에서 지는 상황이
생겼습니다. 속이 너무 상했습니다.
최고의 역량으로 해도 모자란 대회에서
다한증으로 패하다니...

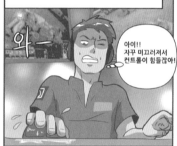

아이!!
자꾸 미끄러져서
컨트롤이 힘들잖아!

크윽!!
분하다!!

처방약을 먹어보기도 하고 연고도 발라보기도 했지만
치료는 쉽지 않았습니다.
저는 고심 끝에 다한증 수술을 결정했습니다.

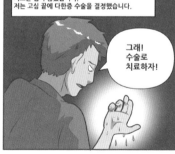

그래!
수술로
치료하자!

강남베드로 병원에서 수술을 진행하였고 잠시 눈을
감고 떴는데 수술이 완료되었습니다. 너무 간단하게
수술이 끝나서 사실 많이 놀랐어요.

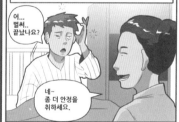

어...
벌써
끝났나요?

네~
좀 더 안정을
취하세요.

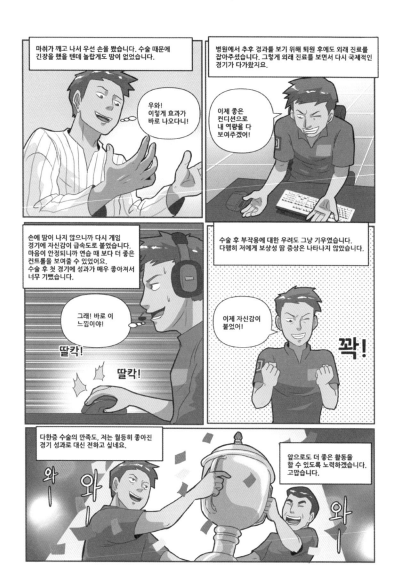

마취가 깨고 나서 우선 손을 봤습니다. 수술 때문에
긴장을 했을 텐데 놀랍게도 땀이 없었습니다.

우와!
이렇게 효과가
바로 나오다니!

병원에서 추후 경과를 보기 위해 퇴원 후에도 외래 진료를
잡아주셨습니다. 그렇게 외래 진료를 보면서 다시 국제적인
경기가 다가왔지요.

이제 좋은
컨디션으로
내 역량을 다
보여주겠어!

손에 땀이 나지 않으니까 다시 게임
경기에 자신감이 급속도로 붙었습니다.
마음이 안정되니까 연습 때 보다 더 좋은
컨트롤을 보여줄 수 있었어요.
수술 후 첫 경기에 성과가 매우 좋아져서
너무 기뻤습니다.

그래! 바로 이
느낌이야!

딸칵!

딸칵!

수술 후 부작용에 대한 우려도 그냥 기우였습니다.
다행히 저에게 보상성 땀 증상은 나타나지 않았습니다.

이제 자신감이
붙었어!

꽉!

다한증 수술의 만족도, 저는 월등히 좋아진
경기 성과로 대신 전하고 싶네요.

와-

와-

앞으로도 더 좋은 활동을
할 수 있도록 노력하겠습니다.
고맙습니다.

와-

5. 토마스를 못하는 b-boy / (20대, 남성)

춤에 빠져든 이유는 한 가지로 설명할 수 없습니다.
저는 어렸을 때부터 춤추는 것을 좋아했습니다.

춤을 추면 나는 자유롭고 날아갈 것 같으며 무엇보다 현실을 잊게 되어
더 빠져들었습니다.

그중에서도 비보이들의 춤은 저의 정신을 모두 앗아갔지요.
'서태지와 아이들'의 양현석 씨가 선보였던 춤도 비보잉인데요, 몸 하나
를 써서 이리저리 뱅글뱅글 훌륭한 퍼포먼스를 하는 비보이 댄서들이
너무 멋있어 보였습니다.

저는 10대 때부터 본격적으로 b-boy로 나서야겠다고 결심하고 온갖 비
보이 동작을 다 익혔습니다. 쉬운 동작에서부터 물구나무를 선 채 팽이
처럼 도는 '나인틴', 온몸을 이용해서 빙글빙글 도는 '윈드밀' 팔만으로
체중을 지탱한 채 온몸을 회전시키는 기술인 '토마스'까지 익히고 익혀
갔지요.

어느 날, 너무 받아들이기 힘든 현상이 생겼습니다.

손과 발에 땀이 많이 나서 비보이 춤의 현란한 기술을 선보일 때 미끄러지거나 불편해서 자유롭게 동작을 할 수가 없는 것이었습니다. 고난도 비보잉에서 손발 다한증은 치명적인 병이었습니다. 실수로 미끄러져서 맥이 툭 끊기면 그다음 춤 동작을 이어갈 수 없게 됩니다. 그렇다고 몸만 쓰는 동작을 하는 것은 무리였습니다. 비보잉은 손과 발을 자유자재로 현란하게 이동하고 돌리면서 선보이는 무대였기 때문입니다.

힘들게 익혀 온 여러 고난도 기술을 사용할 수도 없었고, 스텝을 하는데도 발에 난 땀으로 자주 미끄러져서 너무 절망스러웠습니다.
춤이 없는 제 인생은 생각하기도 싫었습니다.

그러던 중 손발 다한증 치료를 위해 병원을 찾았지요.

고민할 필요도 없이 빨리 수술을 해달라고 부탁했습니다.
매일 이온 영동법으로 치료를 해보려 했지만 효과가 드라마틱하게 나타나지 않았기 때문에 저는 수술을 주저할 이유가 없었습니다.

막상 수술 날이 되니 조금 두려워지기도 했습니다. 수술이라는 게 조그만 변수가 생겨도 잘못될 수가 있기 때문입니다. 괜히 춤을 무리 없이 잘 추려다가 영원히 못 추게 되는 경우가 발생하는 건 아닐까 우려가 들기도 했지만 마음을 다잡았습니다. 손과 발에 땀이 없이 하늘을 나는 자유로운 새처럼 멋지게 토마스를 할 수 있는 나를 떠올리면서요. 다행히 수술은 잘 되었고 경과도 좋았습니다. 무리 없는 C-ARM 모니터를 활용한 수술 때문에 정확히 땀도 나지 않게 되었습니다. 모두 강남베드로병원의 우수한 시설과 우수한 의료진 덕분이었습니다.

수술한 지 일주일이 지나 전 바로 무리 없이 춤을 출 수 있었습니다. 더 이상 손과 발에 땀이 나서 미끄러지는 일은 없었습니다. 날아갈 것 같았습니다. 이젠 더 어려운 동작도 도전하게 되었습니다. 지금은 저를 따라 춤을 추는 후배들에게 강습까지 하면서 살아갑니다. 수술을 하지 않았다면 어쩌면 춤을 그만두었을지도 몰랐겠지요. 하지만 수술 후 땀이 잡혔고, 저는 좋아하는 춤을 오늘도 열심히 추고 있습니다.

내 인생에 가장 좋아하는 일은 이렇게 춤을 추는 것이라는 걸 오늘도 느낍니다. 그런 춤을 무리 없이 잘 출 수 있게 다한증 수술을 한 것은 정말 잘한 일이에요. 하마터면 어찌할 수 없는 땀 때문에 춤을 포기할

뻔했으니까요. 다른 분들은 모르겠지만 저처럼 땀 때문에 꿈을 포기하고 싶다고 우울해진 분들에게 저는 수술을 적극 권해드리고 싶습니다. 하고 싶은 것은 하고 살아야지요!

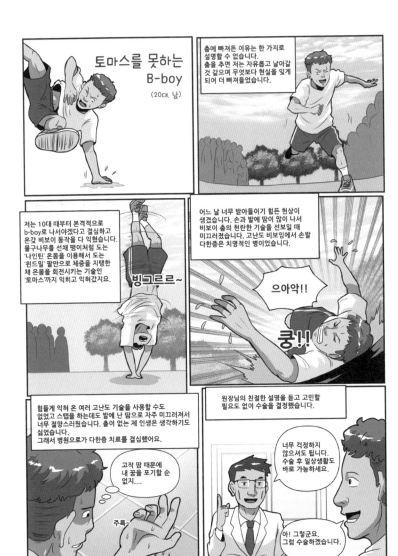

토마스를 못하는
B-boy

(20대, 남)

춤에 빠져든 이유는 한 가지로
설명할 수 없습니다.
춤을 추면 저는 자유롭고 날아갈
것 같으며 무엇보다 현실을 잊게
되어 더 빠져들었습니다.

저는 10대 때부터 본격적으로
b-boy로 나서야겠다고 결심하고
온갖 비보이 동작을 다 익혔습니다.
물구나무를 선채 팽이처럼 도는
'나인틴' 온몸을 이용해 도는
'윈드밀' 팔만으로 체중을 지탱한
채 온몸을 회전시키는 기술인
'토마스'까지 익히고 익혀갔지요.

빙그르르~

어느 날 너무 받아들이기 힘든 현상이
생겼습니다. 손과 발에 땀이 많이 나서
비보이 춤의 현란한 기술을 선보일 때
미끄러졌습니다. 고난도 비보잉에서 손발
다한증은 치명적인 병이었습니다.

으아악!!

쿵!!

힘들게 익혀 온 여러 고난도 기술을 사용할 수도
없었고 스텝을 하는데도 발에 난 땀으로 자주 미끄러져서
너무 절망스러웠습니다. 춤이 없는 제 인생은 생각하기도
싫었습니다.
그래서 병원으로가 다한증 치료를 결심했어요.

고작 땀 때문에
내 꿈을 포기할 순
없지....

주룩~

원장님의 친절한 설명을 듣고 고민할
필요도 없이 수술을 결정했습니다.

너무 걱정하지
않으셔도 됩니다.
수술 후 일상생활도
바로 가능하세요.

아! 그렇군요.
그럼 수술하겠습니다.

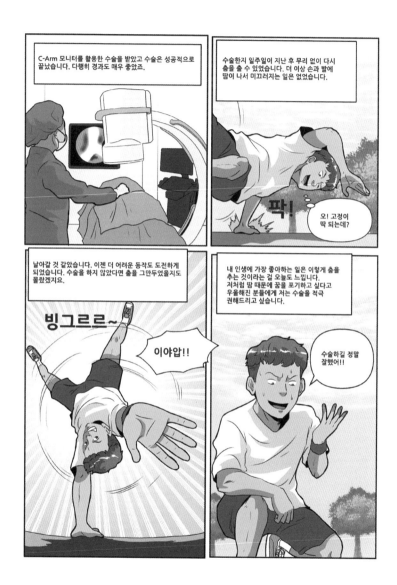

C-Arm 모니터를 활용한 수술을 받았고 수술은 성공적으로 끝났습니다. 다행히 경과도 매우 좋았죠.

수술한지 일주일이 지난 후 무리 없이 다시 춤을 출 수 있었습니다. 더 이상 손과 발에 땀이 나서 미끄러지는 일은 없었습니다.

팍!

오! 고정이 딱 되는데?

날아갈 것 같았습니다. 이젠 더 어려운 동작도 도전하게 되었습니다. 수술을 하지 않았다면 춤을 그만두었을지도 몰랐겠지요.

빙그르르~

이야압!!

내 인생에 가장 좋아하는 일은 이렇게 춤을 추는 것이라는 걸 오늘도 느낍니다. 저처럼 땀 때문에 꿈을 포기하고 싶다고 우울해진 분들에게 저는 수술을 적극 권해드리고 싶습니다.

수술하길 정말 잘했어!!

6. 신발을 얼마나 자주 샀는지 모릅니다. / (40대, 남성)

회사에 다닐 때 발 다한증 때문에 정말 불편했습니다.
무좀과 발 냄새 때문에 신발을 벗고 들어가는 음식점에서 회식이라도
잡히는 날은 여간 민망한 게 아니었지요.
신발에서도 냄새가 나서 신발을 정말 자주 샀지요.

회사를 그만두고 택배 업체의 일을 시작하게 되면서 남 눈치는 보지 않
아도 된다고 마음이 놓였습니다.
그런데 제 발에서 나는 땀과 심해지는 무좀 때문에 이 일도 정말 곤욕이
었습니다. 특히 한 건물의 몇 층을 오르락내리락하는 일이 잦은데 일주
일만 신어도 신발이 땀 때문에 오염되었습니다.
나 혼자만 다니는 일이라 괜찮을 줄 알았는데 아침이면 택배 센터에 물
건을 받으러 갈 때도 동료들의 눈치가 보였습니다. 발에서 너무 심한 악
취가 났기 때문입니다. 그렇게 생각하니 점점 더 발에 민감해지고 신경
이 쓰였습니다.
여러 가지 냄새 잡는 용품을 사용하여도 효과는 없었습니다.
그러다가 무좀이 너무 심해져서 병원을 찾아봤지요.

처음에는 수술까지는 생각도 안 했습니다. 무좀 치료를 하면 된다고 생각했고, 수술이 있는 줄도 몰랐습니다. 그런데 무좀의 원인이 심각한 발다한증 때문이라는 진단이 내려졌고 수술을 생각해볼 수도 있다는 상담을 받았지요. 고민을 하다가 수술을 결심했습니다. 사회생활은 계속해야 하고 이렇게 신경 쓰면서 사는 것보다 한 번 수술을 받아보는 게 낫다고 판단했습니다.

1박 2일의 입원을 하고 수술을 하면 되는 일이었는데 너무 오래 고민했습니다. 보상성 땀으로 다른 부위에 땀이 날 수도 있다는 게 좀 걱정이었지만 발보다 다른 데 땀이 나면 무좀은 생기지 않지 않겠냐는 생각도 들었습니다.

수술 결과는 대만족입니다. 이제 신발을 그렇게 자주 살 필요도 없고 신발 안에 냄새 잡는 용품을 넣어놓지 않아도 됩니다. 무엇보다 무좀이 나아졌습니다. 살 것만 같더군요. 괜히 혼자 땀 때문에 건물 오르락내리락거리는 게 힘들었던 생활을 청산하게 된 거지요. 일의 능률도 올랐습니다. 보상성 땀의 우려도 기우였습니다. 이렇게 삶의 질이 달라질 수 있다니 놀랍습니다. 강남베드로병원 의료진들에게 정말 감사하다는 말을 전하고 싶습니다.

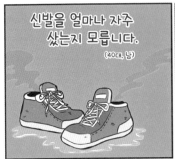

신발을 얼마나 자주
샀는지 모릅니다.

(40대, 남)

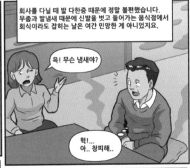

회사를 다닐 때 발 다한증 때문에 정말 불편했습니다.
무좀과 발냄새 때문에 신발을 벗고 들어가는 음식점에서
회식이라도 잡히는 날은 여간 민망한 게 아니었지요.

욱! 무슨 냄새야?

헉!...
아.. 창피해..

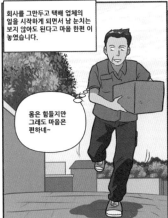

회사를 그만두고 택배 업체의
일을 시작하게 되면서 남 눈치는
보지 않아도 된다고 마음 한편 이
놓였습니다.

몸은 힘들지만
그래도 마음은
편하네~

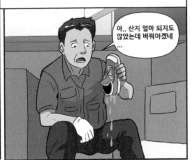

그런데 제 발에서 나는 땀과 심해지는 무좀 때문에 이 일도
정말 곤욕이었습니다. 특히 한 건물의 몇 층을 오르락내리락하는
일이 잦은데 일주일만 신어도 신발이 땀 때문에 오염되었습니다.
그 덕분에 신발을 얼마나 자주 샀는지 모릅니다. 거기에 무좀도
심해져서 냄새까지 더 지독해졌습니다.

아.. 산지 얼마 되지도
않았는데 바꿔야겠네
...

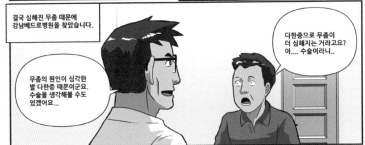

결국 심해진 무좀 때문에
강남베드로병원을 찾았습니다.

무좀의 원인이 심각한
발 다한증 때문이군요.
수술을 생각해볼 수도
있겠어요...

다한증으로 무좀이
더 심해지는 거라고요?
아.... 수술이라니..

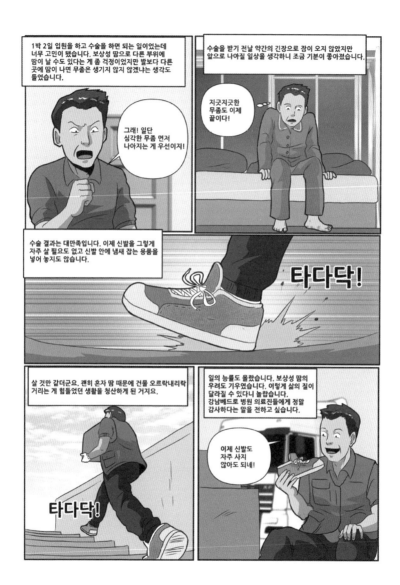

1박 2일 입원을 하고 수술을 하면 되는 일이었는데 너무 고민이 됐습니다. 보상성 땀으로 다른 부위에 땀이 날 수도 있다는 게 좀 걱정이었지만 발보다 다른 곳에 땀이 나면 무좀은 생기지 않지 않겠냐는 생각도 들었습니다.

그래! 일단 심각한 무좀 먼저 나아지는 게 우선이지!

수술을 받기 전날 약간의 긴장으로 잠이 오지 않았지만 앞으로 나아질 일상을 생각하니 조금 기분이 좋아졌습니다.

지긋지긋한 무좀도 이제 끝이다!

수술 결과는 대만족입니다. 이제 신발을 그렇게 자주 살 필요도 없고 신발 안에 냄새 잡는 용품을 넣어 놓지도 않습니다.

타다닥!

살 것만 같더군요. 괜히 혼자 땀 때문에 건물 오르락내리락 거리는 게 힘들었던 생활을 청산하게 된 거지요.

타다닥!

일의 능률도 올랐습니다. 보상성 땀의 우려도 기우였습니다. 이렇게 삶의 질이 달라질 수 있다니 놀랍습니다. 강남베드로 병원 의료진에게 정말 감사하다는 말을 전하고 싶습니다.

이제 신발도 자주 사지 않아도 되네!

7. 여름에도 추워요. / (10대, 남성)

안녕하세요.

저는 농구를 엄청 좋아하는 고등학생입니다.

옛날부터 농구를 좋아하기는 했는데 고등학교 들어와서 친구들과 농구한 게임을 하지 않으면 입에 가시가 돋칠 정도로 온몸이 근질근질합니다.

농구를 자주 하고 나서 키도 엄청 컸답니다.

그래서 엄마도 그렇게 말리지는 않습니다.

하루 종일 책상에 앉아 있다가 스트레스를 푸는 유일한 방법이기도 하고요.

그런데 예전부터 날이 더워지면 땀이 잘 나는 편이긴 했는데 요즘 그게 더 심해져서 매우 불편했습니다. 주로 머리에서 땀이 줄줄 흐르는 증상이 심해졌어요. 여름에 농구를 한 30분 정도만 해도 다른 친구들이 흐르는 땀의 몇 배나 되는 땀을 쏟습니다. 땀이 많이 나서 샤워를 한 것 같아서 수건을 준비하지 않으면 땀이 식은 후 으슬으슬 춥기까지 할 정도입니다. 그래서 운동이 끝난 후 집에 들어갈 때는 수건으로 머리에 땀을 닦아내지 않으면 안 되었습니다. 바로 땀이 식으면 추워지거든요.

어머니는 고등학생인 데다가 한참 클 나이에 몸에 문제가 있는 건 아닌지 한의원에도 절 데려가 보고 약 처방도 받아봤지만 소용이 없었습니다. 그러다 점차 여름에 공부할 때도 머리에서 땀이 나서 힘들었습니다. 다한증 수술이 있다는 건 알고 있었지만 저는 농구할 때만 불편하다 생각했는데 공부할 때도 지장을 주니까 어머니가 적극 수술을 권하셨습니다. 조금 무서웠지만 상담을 하러 갔고, 수술이 그렇게 위험하지 않다는 말에 용기를 내어 수술을 했습니다.

이제 농구를 하고 나서 수건으로 머리를 말리지 않아도 될 정도로 땀이 조금 맺힙니다. 머리에서 줄줄 흐르던 땀 때문에 공부할 때 거슬리는 일도 없어졌지요. 수술 후 가슴과 손에 조금 땀이 더해졌나? 보상성 땀인가? 하는 의문이 드는 기간이 있었지만 이제 그 땀들도 다 잡혔습니다. 열심히 공부하고 개운하게 농구 한 번 뛰고 집에 와서 샤워를 하고 잠들기 전에 책을 조금 보는 요즘의 일상이 너무 좋습니다.

고3이 되면 농구할 시간이 좀 줄어들겠지만 교감절제수술 이후 더운 날의 공부 효율이 높아져서 매우 만족스럽습니다. 수술을 성공적으로 잘 해주신 강남베드로병원장님께 정말 감사드립니다. 혹시 저처럼 운동한 후 땀 때문에 추울 정도로 흥건히 몸이 젖는다면 수술을 한번 생각해보시는 것도 적극 권장해 드립니다.

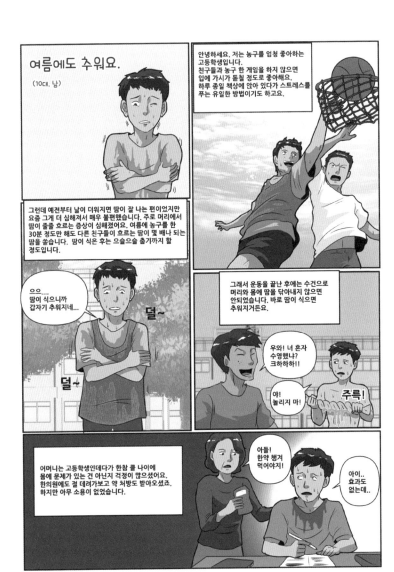

여름에도 추워요.

(10대, 남)

안녕하세요. 저는 농구를 엄청 좋아하는 고등학생입니다.
친구들과 농구 한 게임을 하지 않으면 입에 가시가 돋칠 정도로 좋아해요.
하루 종일 책상에 앉아 있다가 스트레스를 푸는 유일한 방법이기도 하고요.

그런데 예전부터 날이 더워지면 땀이 잘 나는 편이었지만 요즘 그게 더 심해져서 매우 불편했습니다. 주로 머리에서 땀이 줄줄 흐르는 증상이 심해졌어요. 여름에 농구를 한 30분 정도만 해도 다른 친구들이 흐르는 땀이 몇 배나 되는 땀을 쏟습니다. 땀이 식은 후는 으슬으슬 춥기까지 할 정도입니다.

으으....
땀이 식으니까 갑자기 추워지네...

덜~

덜~

그래서 운동을 끝난 후에는 수건으로 머리와 몸에 땀을 닦아내지 않으면 안되었습니다. 바로 땀이 식으면 추워지거든요.

우와! 너 혼자 수영했냐? 크하하하!!

야! 놀리지 마!

주륵!

어머니는 고등학생인데다가 한참 클 나이에 몸에 문제가 있는 건 아닌지 걱정이 많으셨어요. 한의원에도 절 데려가보고 약 처방도 받아오셨죠. 하지만 아무 소용이 없었습니다.

아들! 한약 챙겨 먹어야지!

아이.. 효과도 없는데..

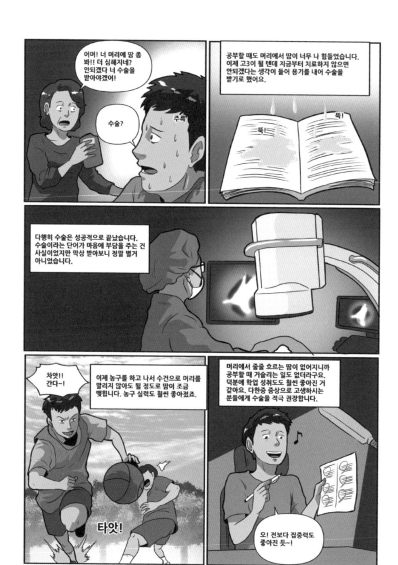

8. 버스 타기 싫은 여자 / (20대, 여성)

저의 다한증 증상은 10대 때부터 고질적인 것이었습니다.
아이들에게 놀림도 많이 받았고, 더러 걱정을 하는 친구들도 있었지요.
저는 점점 사람들이 많은 자리가 불편해졌고, 땀이 많이 나는 여름철에
는 대인기피증까지 생겼습니다.

추운 겨울에도 사람이 많은 대중교통을 타면 머리에서 땀이 줄줄 흘렀
습니다. 겨울에 이렇다면 여름은 더 심하겠지요. 여름에는 흐르는 땀을
닦는 저의 모습을 보는 사람들의 시선이 노골적으로 느껴졌습니다.
점점 대중교통을 이용하기가 부담스럽더군요. 그래서 택시를 애용하기
도 했습니다. 그것도 하루 이틀의 일이지 매번 택시를 타고 이동할 수는
없지 않을까 생각이 들기 시작했지요.

수술을 결심하고 상담을 하러 갈 때도 택시를 이용했습니다. 선생님 앞
에서 증상을 이야기하자니 또 긴장이 돼서 머리에서부터 땀이 줄줄 흐
르더군요. 빠른 시일 내에 수술을 잡았습니다. 머리에 땀이 나는 두한
증인 경우는 보상성 땀이 날 수도 있다는데 조금 걱정이 되기도 했습니
다. 수술은 잘 끝났고, 1달여간 보상성 땀이 나는지 경과를 지켜봤는데

다른 부위에 특별히 땀이 많이 나는 경우는 생기지 않았습니다. 다행이었지요.

이제 저는 버스, 지하철 등 대중교통을 무리 없이 이용합니다. 원래 사람들과 어울리는 걸 좋아하지 않는 성격이지만 대인기피증도 조금 나아진 것 같아요. 예전처럼 누굴 만나는 게 두렵거나 스트레스가 되지는 않거든요. 그러니까 지금 준비하고 있는 취업 공부에도 더욱 잘 집중할 수 있는 것 같습니다. 집에서만 공부를 하다가 스터디 카페, 독서실을 자유롭게 이용하게도 됐거든요. 화장할 때도 불편하지 않아 너무 좋습니다. 원래 화장은 별로 좋아하지 않았지만 땀 때문에 못하는 거랑 그냥 안 하는 거랑은 완전 다른 기분이 되는 것도 느꼈어요. 여러 가지로 자신감이 상승했습니다. 다한증 수술, 참 잘했다는 생각을 몇 번이나 하게 됩니다. 감사합니다.

버스 타기 싫은 여자
(20대, 여)

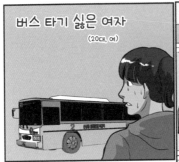

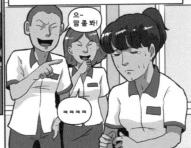

저의 다한증 증상은 10대 때부터 고질적인 것이었습니다. 아이들에게 놀림도 많이 받았어요. 전 점점 사람들이 많은 자리가 불편해졌고 땀이 많이 나는 여름철에는 대인 기피증까지 생겼습니다.

으~ 땀 좀 봐!

ㅋㅋㅋㅋ

추운 겨울에도 대중교통을 타면 머리에서 땀이 줄줄 흘렀습니다.
점점 대중교통을 이용하기가 부담스럽더라고요.

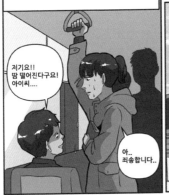

저기요!!
땀 떨어진다구요!
아이씨....

아..
죄송합니다..

그래서 버스보다는 택시를 선호하게 되었습니다. 그것도 하루 이틀이지 매번 택시를 타고 이동할 수는 없지 않을까 생각이 들기 시작했지요.

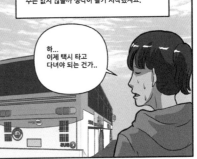

하...
이제 택시 타고
다녀야 되는 건가..

수술을 결심하고 상담을 하러 강남베드로병원으로 갔습니다. 원장 선생님께 상담을 받는 순간에도 땀이 줄줄 흐르더라구요. 빠른 시일 내에 수술을 잡았습니다.

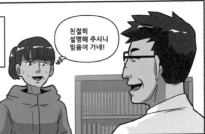

친절히
설명해 주시니
믿음이 가네!

머리에 땀이 나는 두한증인 경우는 보상성 땀이
날 수도 있다는데 조금 걱정이 되기도 했습니다.
수술은 잘 끝났고 1달 여간 보상성 땀이 나는 지
경과를 지켜봤는데 다행히 다른 부위에 땀이 나지
않았습니다.

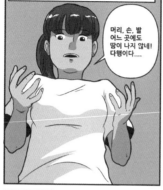

머리, 손, 발
어느 곳에도
땀이 나지 않네!
다행이다....

이제 저는 버스, 지하철 등 대중교통을 무리 없이
이용합니다. 원래 사람들과 어울리는 걸 좋아하지
않는 성격이지만 대인기피증도 조금 나아진 것
같아요.

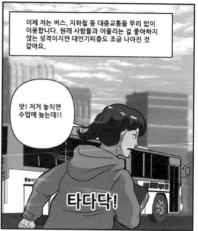

앗! 저거 놓치면
수업에 늦는데!!

타다닥!

예전처럼 더 이상 대중교통을 이용하는 게
민폐가 아니게 되었어요! 버스를 이용할 수
있게 된 덕분에 택시비로 나가던 돈을 제가
좋아하는 다른 곳에 쓸 수 있게 되었죠.

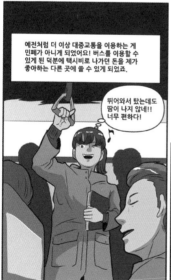

뛰어와서 탔는데도
땀이 나지 않네!!
너무 편하다!

항상 남의 눈을 피해 집에서만 공부를
했는데 이제는 스터디 카페, 독서실을
자유롭게 이용하고 있습니다.

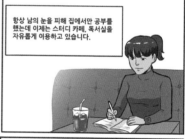

땀 때문에 하지 못했던 화장도
이제는 할 수 있게 되어서 너무
좋아요. 여러 가지로 자신감이
상승했습니다. 다한증 수술!
참 잘했다는 생각을 몇 번이나
하게 됩니다. 감사합니다.

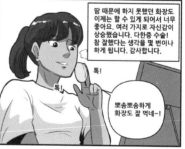

톡!

톡!

뽀송뽀송하게
화장도 잘 먹네~!

9. 수술을 받았는데 다른 곳에서 땀이 나요. / (20대, 남성)

안녕하세요.
저는 메이크업 아티스트 일을 하고 있는 20대 남성입니다.

직업상 화장품 뚜껑을 열어야 할 일이 자주 있는데 손 다한증 때문에 화장품이 미끄러질 경우가 많을 정도로 손에 땀이 많이 났습니다.

메이크업 아티스트라는 직업은 손으로 하는 일이 대부분인 직업이지요.
그리고 타인의 얼굴에 손을 대야 하는 직업이기도 하고요.

저는 고민 끝에 수술을 결심했습니다.

한 병원을 찾아 손 다한증 수술을 받았습니다.
그 병원에서는 클립으로 신경을 묶어 놓는 수술을 했지요.
수술을 받고 나니 놀랍게도 손에 땀이 나지 않았습니다. 신기했지요.

그런데 얼마 후에 당혹스러운 일이 생겼습니다.

손에는 땀이 안 나는데 발에 미끄러울 정도로 땀이 매일 나는 현상이 생긴 것입니다. 보상성 땀이 나타난 것이라고 합니다.

발에 땀이 나는 현상도 손에 땀이 나는 것 이상으로 불편했습니다.

신발은 젖어가고, 발 냄새는 심해지고, 하루에 양말을 두세 개씩 갈아 신고 일을 해야 했습니다.

원래 수술을 했던 병원에서는 보상성으로 인한 땀은 어쩔 도리가 없다고 하시더군요. 클립을 풀면 발 다한증은 낫겠지만 손 다한증이 다시 시작될 거라고 했습니다. 정말 어찌할 바를 모르겠더군요.

고민 끝에 마지막 희망이라고 생각하고 강남베드로병원을 찾았습니다.

교감신경 절제술에 대한 설명을 듣고 클립으로 하는 수술이랑은 좀 다른 것 같은데 과연 효과가 있을지 우려하면서 수술에 관해서 이야기를 들었습니다. 저와 같은 경우는 요추(L) 부분을 절제하면 나아질 수 있다고 하더군요.

강남베드로병원은 다한증 증상이 있는 신체 부위에 해당하는 교감신경의 정확한 위치를 최소한으로 절제해서 치료 효과를 높인다고 하더군요. 그동안 많은 사람들이 이 병원에서 수술 후 좋아졌다는 후기를 보고 수술을 결심했습니다.

저 같은 경우는 L3 교감신경 절제술을 했다고 했습니다. 놀랍게도 수술 이후 발 다한증 증상이 없어졌습니다. 손 다한증도 다시 생기지 않았습니다. 정확한 위치에 신경절제술을 해서 보상성 다한증을 최소화한다는 이야기를 해주셨습니다.

이제 화장품을 열 때나 음료수를 열 때 미끄러지듯이 땀이 나는 증상이 없습니다. 보상성으로 잠시 나를 당황시켰던 발 다한증 증상도 없습니다.

다른 병원에서 수술한 후 강남베드로병원에서 재수술을 결심하는 것은 고민이 많이 되었는데 결과적으로 너무 잘한 일이라고 생각됩니다.

훌륭한 의료진과 최첨단 기계로 다한증 수술의 높은 성공률을 나타내는 강남베드로병원에 감사드립니다. 땀이 많이 날 때 불편했던 일들이 없어지고 나니 삶의 질이 확 달라졌습니다. 업무 능률도 확 올랐고요.

여러모로 감사하고, 땀 때문에 불편한 분들에게는 적극 추천해드리고 싶습니다. 수술이 그렇게 힘든 것도 아니었거든요. 하루만 투자하면 일생이 달라지더군요.

우리 모두 건강했으면 좋겠습니다.

감사합니다.

수술을 받았는데 다른 곳에서 땀이 나요.

(20대, 남)

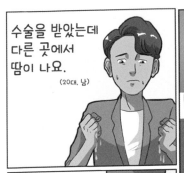

안녕하세요. 저는 메이크업 아티스트 일을 하고 있는 20대 남성입니다. 손 다한증이 심해 메이크업을 하는데 많은 불편함이 있었습니다. 타인의 얼굴에 손을 대하는 직업이라 더욱 신경이 쓰였어요.

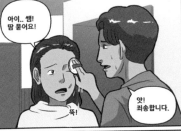

아이.. 쌤!
땀 묻어요!

뚝!

앗!
죄송합니다.

고민 끝에 한 병원을 찾아 수술을 받았습니다. 그 병원은 클립으로 신경을 묶어 놓는 수술이었어요. 수술을 받고 나서 손에 땀은 나지 않았지만 발이 미끄러울 정도로 땀이 나더라고요. 보상성 땀이 나타난 거였습니다.

축축~

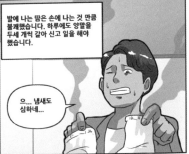

발에 나는 땀은 손에 나는 것 만큼 불쾌했습니다. 하루에도 양말을 두세 개씩 갈아 신고 일을 해야 했습니다.

으.. 냄새도
심하네...

원래 수술을 했던 병원에서는 보상성으로 인한 땀은 어쩔 도리가 없다고 하시더군요.

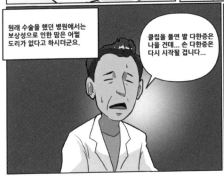

클립을 풀면 발 다한증은 나을 건데... 손 다한증은 다시 시작될 겁니다...

고민 끝에 마지막 희망을 안고 강남베드로병원을 찾았습니다.

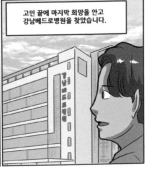

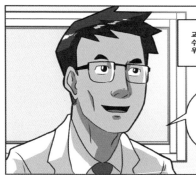

교감신경절제술에 대한 설명을 듣고 클립으로 하는 수술이랑은 좀 다른 것 같은데 과연 효과가 있을지 우려하면서 수술에 대해서 이야기를 들었습니다.

요추(L) 부분을 절제하면 나아질 수 있습니다. 저희 병원은 교감신경의 정확한 위치를 최소한으로 절제해서 치료 효과를 높입니다.

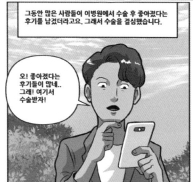

그동안 많은 사람들이 이병원에서 수술 후 좋아졌다는 후기를 남겼더라고요. 그래서 수술을 결심했습니다.

오! 좋아졌다는 후기들이 많네.. 그래! 여기서 수술받자!

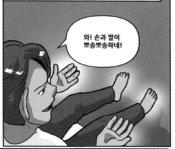

놀랍게도 수술 이후 발 다한증은 물론 손에도 땀이 나지 않았습니다. 보상성 다한증을 최소화하는 수술이라더니 정말 사실이었습니다.

와! 손과 발이 뽀송뽀송하네!

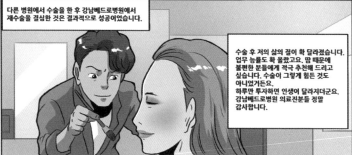

다른 병원에서 수술을 한 후 강남베드로병원에서 재수술을 결심한 것은 결과적으로 성공이었습니다.

수술 후 저의 삶의 질이 확 달라졌습니다. 업무 능률도 확 올랐고요. 땀 때문에 불편한 분들에게 적극 추천해 드리고 싶습니다. 수술이 그렇게 힘든 것도 아니었거든요. 하루만 투자하면 인생이 달라지더군요. 강남베드로병원 의료진분들 정말 감사합니다.

10. 한국 사람이 된 베트남인 / (30대, 남성)

안녕하세요.

저는 베트남 사람입니다.

더운 나라에서 살아가는 사람이지요.

베트남은 더운 나라지만 살기에 불편할 정도로 뜨겁진 않습니다.

하지만 습도가 만만치 않은 때가 많지요.

그런 베트남에서 땀이 많이 나는 체질로 살아간다는 건 여간 불편한 일이 아닙니다.

일을 할 때 늘 수건을 가지고 다닐 수밖에 없었지요.

수건을 가지고 다니면서 닦는 정도는 불편을 감수할 수 있었겠지만 땀을 많이 흘려서 물을 충분히 먹지 않으면 탈수 증상이 동반되기도 합니다. 어지럽고 구토가 나고 아주 힘든 증상이지요.

그래서 땡볕에 일할 때는 정말 힘들었습니다.

그런 나를 안타깝게 보던 한국 동료가 있었습니다.

그 동료가 어느 날 다한증 수술이 있다고 알려주었습니다.

그 수술에 정통한 병원도 콕 집어 강남베드로병원이라고 알려주었지요.

한국에 들어갈 일이 있을 때 큰마음 먹고 병원을 찾았습니다.

정말 땀이 비 오듯 나는 증상만 호전되면 좋겠다고 생각했습니다.

한국의 의료기술이 좋다는 희망을 가지고 수술을 결심했습니다.

원장님은 수술에 대해서 영어로도 잘 설명해주셨습니다.

수술은 정말 다행히 성공적이었고, 온몸에 땀이 나는 증상도 없어졌습니다.

병원 퇴원을 할 때 원장님께 제가 그랬습니다.

저의 제2의 고향은 한국이라고요.

정말 새로 거듭나게 된 것 같은 경험을 했습니다.

이렇게 더운 나라 베트남에서 땀을 흘리면 탈수증상이 생길 정도로 흘리던 날은 이제 없습니다. 이렇게 쾌적하다니 놀랍습니다.

정말 수술을 해주신 의료진들에게 감사하고, 저에게 강남베드로병원을 알려준 한국 동료에게도 감사합니다.

베트남과 한국은 원래도 가까운 나라지만 저는 한국을 더 사랑하게 되었습니다.

정말 한국 사람이라고 말하고 싶을 정도로 말이지요.

모두 감사합니다.

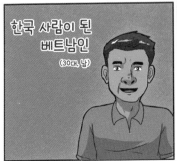

한국 사람이 된 베트남인

(30대, 남)

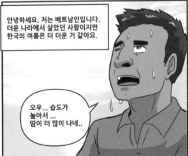

안녕하세요. 저는 베트남인입니다.
더운 나라에서 살았던 사람이지만
한국의 여름은 더 더운 거 같아요.

오우... 습도가
높아서 ...
땀이 더 많이 나네..

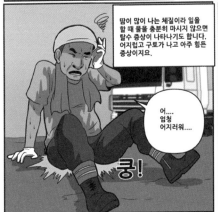

땀이 많이 나는 체질이라 일을
할 때 물을 충분히 마시지 않으면
탈수 증상이 나타나기도 합니다.
어지럽고 구토가 나고 아주 힘든
증상이지요.

어....
엄청
어지러워....

쿵!

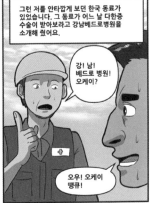

그런 저를 안타깝게 보던 한국 동료가
있었습니다. 그 동료가 어느 날 다한증
수술을 받아보라고 강남베드로병원을
소개해 줬어요.

강! 남!
베드로 병원!
오케이?

오우! 오케이
땡큐!

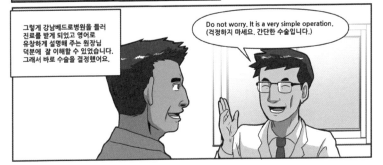

그렇게 강남베드로병원을 들러
진료를 받게 되었고 영어로
유창하게 설명해 주는 원장님
덕분에 잘 이해할 수 있었습니다.
그래서 바로 수술을 결정했어요.

Do not worry. It is a very simple operation.
(걱정하지 마세요. 간단한 수술입니다.)

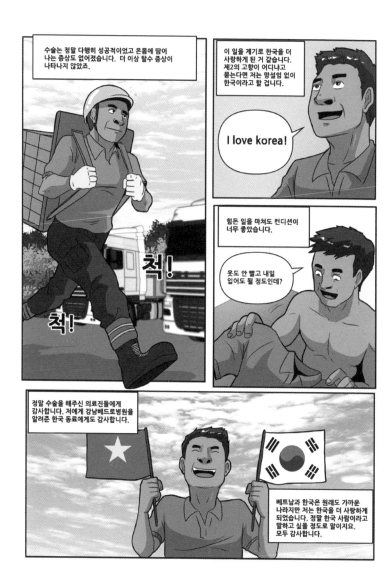

11. 수술 후 유착이 와서 땀이 더 났어요. / (40대, 남성)

저는 40대의 손 다한증을 가지고 있던 남성입니다.
4년 전에 큰 대학병원에서 흉부를 이용한 다한증 수술을 한 경험이 있습니다.

수술 직후에는 땀이 상대적으로 덜 나서 좋았습니다.
그런데 점점 손과 발에 땀이 예전처럼 나더니 그전보다 훨씬 더 줄줄 흘러내리는 땀 때문에 고생하는 경험을 하게 됩니다.

수술을 했던 병원을 찾아갔지요.
그런데 수술을 했던 대학병원에서는 흉부에 유착이 되어 있어 재수술을 하지 못한다고 하더군요. 너무 절망적이었습니다.

어렵게 수소문도 해보고 인터넷 서치도 해서 다른 병원에 갔는데 그 병원에서도 수술이 불가능하다는 말을 했습니다.

저는 마지막 병원이라고 생각하고 강남베드로병원을 찾았습니다.
강남베드로병원에서는 C-Arm 모니터를 통해서 수술 부위를 세밀하게 잡아내서 흉부 유착 부위를 잘 분리할 수 있었습니다.

정말 너무 잘 찾아왔다는 생각이 듭니다.

똑같은 다한증 수술이라도 다 같은 수술은 아닙니다.

저도 다른 병원을 안 가고 처음부터 강남베드로병원을 찾았으면 좋았을 걸 하는 생각을 했습니다. 그래도 그런 시행착오 끝에 이 병원에서 수술을 할 수 있다고 해줘서 너무 감사했습니다. 수술 경과도 좋아서 땀이 잡혔고요. 어려운 수술이었겠지만 성공적인 수술이었습니다.

다른 병원에서 어렵다고 한 유착 수술을 성공적으로 잘해 준 강남베드로병원 원장님께 감사드립니다.

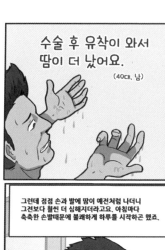

수술 후 유착이 와서 땀이 더 났어요.

(40대, 남)

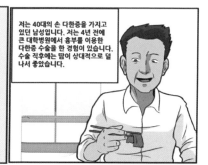

저는 40대의 손 다한증을 가지고 있던 남성입니다. 저는 4년 전에 큰 대학병원에서 흉부를 이용한 다한증 수술을 한 경험이 있습니다. 수술 직후에는 땀이 상대적으로 덜 나서 좋았습니다.

그런데 점점 손과 발에 땀이 예전처럼 나더니 그전보다 훨씬 더 심해지더라고요. 아침마다 축축한 손발때문에 불쾌하게 하루를 시작하곤 했죠.

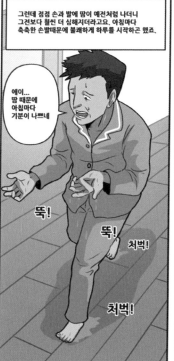

에이... 땀 때문에 아침마다 기분이 나쁘네

뚝!

뚝!

처벅!

처벅!

결국 수술을 했던 병원을 찾아갔지만 흉부에 유착이 되어 있어 재수술을 하지 못한다고 하더군요. 너무 절망적이었습니다.

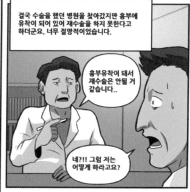

흉부유착이 돼서 재수술은 안될 거 같습니다..

네?!! 그럼 저는 어떻게 하라고요?

어렵게 수소문도 해보고 인터넷 서치도 해서 다른 병원을 방문했었습니다. 다른 병원들도 수술이 불가능하다고 말을 했습니다.

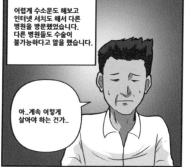

아..계속 이렇게 살아야 하는 건가..

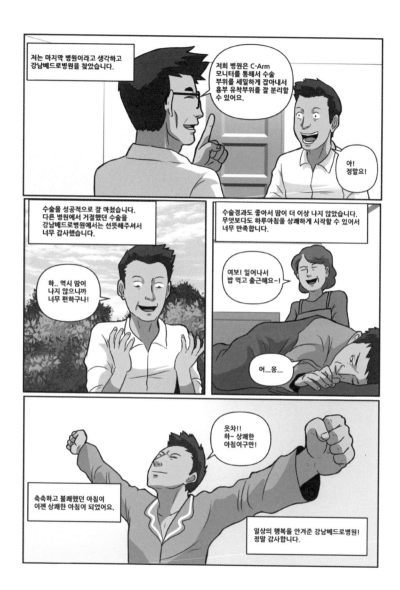

12. 2차성 다한증! 수술만이 답은 아닙니다! / (40대, 여성)

저는 무지외반증으로 고생하던 40대 여성입니다.

무지외반증은 엄지발가락이 새끼발가락 방향으로 굽어서 구두를 신을 때는 튀어나온 뼈 때문에 통증이 동반되고 외형상 보기에도 흉합니다.

무지외반증 수술을 작년 11월에 받았습니다.

근력 운동을 위해 목포에 있는 병원에서 12월부터 근력 운동 도수 치료를 받았지요. 도수 치료를 처음 받을 때는 너무 시원하고 몸도 교정되는 것 같고 좋았습니다.

그런데 몇 차례 반복 뒤 심하게 몸살을 앓았습니다. 식은땀이 줄줄 흐르는 몸살이었지요. 그 이후였습니다. 저에게 다한증이 생긴 것입니다. 땀이 줄줄 흐른 몸살이 다 나았는데도 땀은 멈추지 않았습니다. 주로 발양측 정강이 부분과 종아리 그리고 좌측 팔과 겨드랑이, 목 뒤와 머리 뒤에서 땀이 많이 났습니다. 주로 밤에 땀이 많이 나서 잠을 잘 이루지 못할 지경이었습니다.

신경에 이상이 왔나 싶어서 큰 병원에서 정밀 검사를 했습니다. 혈액

검사, CT, MRI 등 여러 검사를 다 해봤지요. 원인을 알아야 치료할 수 있으니까요. 병원에서 맞는 약을 처방해 주어 약 복용도 했습니다. 그래도 호전되지 않아서 강남베드로병원에 상담을 했습니다. 원장님은 내 몸에 자율신경 센서가 오작동 되는 현상이라고 하시더군요. 수술보다는 코어 근육 운동을 권하셨습니다.

선생님 말씀 따라 운동으로 자율신경을 다시 정상적으로 돌리려고 코어 근육 운동을 열심히 했습니다. 그리고 그에 맞는 약물치료도 받았고요. 놀랍게도 코어 근육 운동을 했더니 밤에 땀이 나지 않았습니다. 수술을 해야 하나 고민을 하던 중이었는데 정말 다행이었습니다. 저는 입원을 해서 며칠간 코어 운동치료와 약물치료를 같이 하면서 신경을 돌봤습니다. 며칠 후 정말 말끔하게 다시 땀이 나지 않아서 정말 살 것 같았습니다. 무엇보다 밤에 잠을 잘 자니까 개운했습니다.

혹시 저처럼 2차성으로 다한증이 생겨서 고생하고 계시는 분들은 병원에서 상담을 한 번 받고 굳이 수술을 하지 않는 방법도 있으니 고려해보시길 바랍니다. 자율신경이 눌린 일은 병원에서 안내하는 코어 근육 운동으로도 충분히 좋아질 수 있더라고요.
저에게 운동치료를 권해주신 선생님! 정말 고맙습니다.

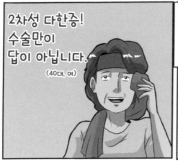

2차성 다한증!
수술만이
답이 아닙니다.

(40대, 여)

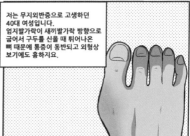

저는 무지외반증으로 고생하던 40대 여성입니다. 엄지발가락이 새끼발가락 방향으로 굽어서 구두를 신을 때 튀어나온 뼈 때문에 통증이 동반되고 외형상 보기에도 흉하지요.

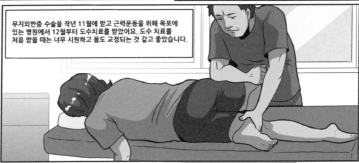

무지외반증 수술을 작년 11월에 받고 근력운동을 위해 목포에 있는 병원에서 12월부터 도수치료를 받았어요. 도수 치료를 처음 받을 때는 너무 시원하고 몸도 교정되는 것 같고 좋았습니다.

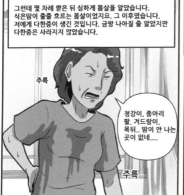

그런데 몇 차례 받은 뒤 심하게 몸살을 앓았습니다. 식은땀이 줄줄 흐르는 몸살이었지요. 그 이후였습니다. 저에게 다한증이 생긴 것입니다. 금방 나아질 줄 알았지만 다한증은 사라지지 않았습니다.

주룩

정강이, 종아리, 팔, 겨드랑이, 목뒤.. 땀이 안 나는 곳이 없네....

주룩

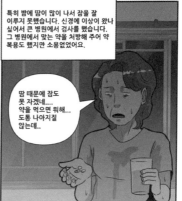

특히 밤에 땀이 많이 나서 잠을 잘 이루지 못했습니다. 신경에 이상이 왔나 싶어서 큰 병원에서 검사를 했습니다. 그 병원에서 맞는 약을 처방해 주어 약 복용도 했지만 소용없었어요.

땀 때문에 잠도 못 자겠네.... 약을 먹으면 뭐해... 도통 나아지질 않는데..

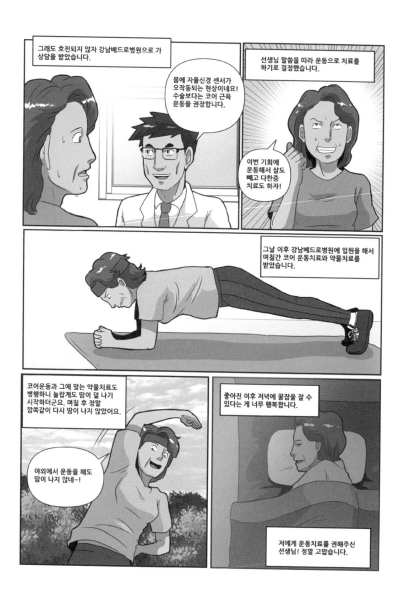

그래도 호전되지 않자 강남베드로병원으로 가 상담을 받았습니다.

몸에 자율신경 센서가 오작동되는 현상이네요! 수술보다는 코어 근육 운동을 권장합니다.

선생님 말씀을 따라 운동으로 치료를 하기로 결정했습니다.

이번 기회에 운동해서 살도 빼고 다한증 치료도 하자!

그날 이후 강남베드로병원에 입원을 해서 며칠간 코어 운동치료와 약물치료를 받았습니다.

코어운동과 그에 맞는 약물치료도 병행하니 놀랍게도 땀이 덜 나기 시작하더군요. 며칠 후 정말 깜쪽같이 다시 땀이 나지 않았어요.

야외에서 운동을 해도 땀이 나지 않네~!

좋아진 이후 저녁에 꿀잠을 잘 수 있다는 게 너무 행복합니다.

저에게 운동치료를 권해주신 선생님! 정말 고맙습니다.

13. 아들 먼저 아빠 먼저 / (50대, 남성)

아이가 태어나고 정말 신기한 점이 있었습니다.
발가락도 닮는다고 외모가 비슷한 것은 둘째 치고 저와 비슷한 체질, 비슷한 식성 같은 것도 닮아가더군요. 정말 신기한 일이었습니다.

그리고 제발 닮지 않았으면 하는 것도 닮아갔죠.
안경을 써야 한다던가, 알레르기 정도는 괜찮았습니다.

문제는 제가 평생토록 고생했던 다한증 증상이 아들에게도 나타났다는 겁니다.

긴장만 하면 땀이 줄줄 흐르는 현상은 저도 학창 시절부터 겪은 일이었지만 도무지 적응이 안 되는 일 중에 하나지요.

문제는 아들이 고3이 되니 더 심해졌습니다.

모의고사 때 매번 땀 때문에 OMR 카드가 번지는 아들은 점점 시험의 압박감에 시달리게 되었지요. 공부를 해야 하는 걱정과 시험을 보다가

OMR 카드가 젖어 수정이 필요해야 할 것 같은 걱정이 가중되어 시험 스트레스로 고통을 받는 아들을 보니까 정말 해결해 줘야겠다는 생각이 들었습니다.

제가 예전부터 고민해오던 다한증 수술을 아들이 할 수 있게 하기 위해 상담을 받았습니다. 아들이나 저나 둘 다 다한증으로 고통받는 것은 비슷했지요. 하지만 저는 이미 그렇게 50을 넘긴 나이가 되었고, 아들은 이제 수능을 쳐야 하는 고3 수험생이라 아들이 더 급한 것 같았습니다. 병원에서도 아들이 먼저 할지 아버지인 제가 먼저 할지는 저에게 정하라고 했습니다. 시간도 없는 고3 아들은 상담받고 바로 수술을 받기로 했습니다.

수술 후 놀랍게도 아들은 손에서 땀이 나지 않았습니다. 살면서 처음 아들에게 도움 되는 수술을 권했다는 생각이 들었습니다. 다한증으로 인한 고통은 무엇보다 아버지인 제가 잘 알고 저를 닮아 그런 것 같은 생각에 조금 미안하기도 했거든요. 아들이 이제 책장을 넘길 때도 손바닥이 뽀송하다고 할 때 정말 뿌듯하더군요. 사춘기 시절을 거치면서 좀 무뚝뚝해졌던 녀석이었는데 수술 후에는 고맙다는 말을 몇 번이나 합니다.

이제 제가 수술을 예약했습니다.

수술 후 아들의 생활이 너무 편리해졌다고 해서 수술을 망설일 이유가 하나도 없었지요.

손 다한증이 없는 손바닥 그 얼마나 상쾌한 손바닥일지 기대가 되더군요. 저 역시 수술은 성공적이었고, 이제 아들과 손을 잡고 웃으면서 걸어갑니다. 끈적여서 제가 아들 손을 잡는 일도 아들이 제 손을 잡는 일도 좀처럼 없었던 저희 부자지간에 새로운 풍경이 하나 생겼습니다.

아들과 저의 수술을 모두 성공적으로 집도해주신 원장님 감사드립니다.

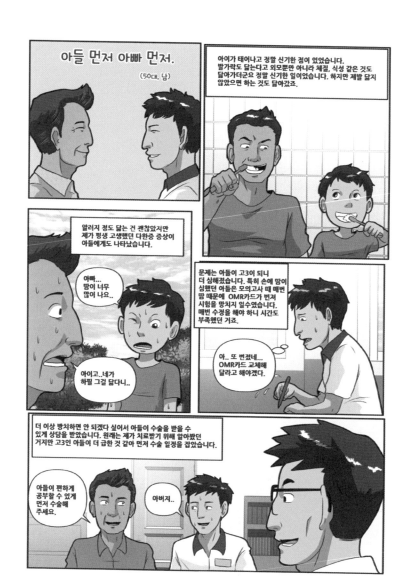

아들은 수술을 받은 후 더 이상 손에서 땀이 나지 않았습니다. 그 덕분에 수업에 집중할 수 있었고 학업성취도도 좋아졌습니다.

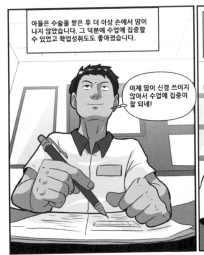

이제 땀이 신경 쓰이지 않아서 수업에 집중이 잘 되네!

수술 후 봤던 모의고사에서 매우 좋은 성적을 받아온 아들을 보니 먼저 수술을 시키길 잘 했다고 생각했습니다. 좀 무뚝뚝하던 아들 녀석이 고맙다는 말을 몇 번이나 하는데 매우 뿌듯하더군요.

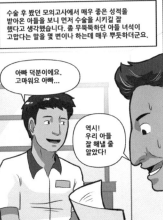

아빠 덕분이에요. 고마워요 아빠...

역시! 우리 아들 잘 해낼 줄 알았다!

그 후 제가 수술을 받았고 저 또한 손 다한증이 없어졌습니다. 이제는 주말마다 같이 테니스를 치며 부자간의 시간을 갖습니다. 둘 다 손 다한증이 심해서 예전에는 생각도 하지 못했던 운동이었죠.

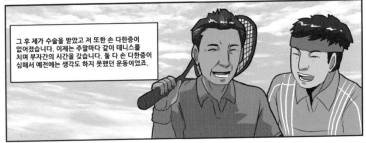

이제 아들과 손을 잡고 웃으면서 걸어가기도 합니다.

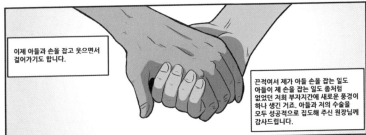

끈적여서 제가 아들 손을 잡는 일도 아들이 제 손을 잡는 일도 좀처럼 없었던 저희 부자지간에 새로운 풍경이 하나 생긴 거죠. 아들과 저의 수술을 모두 성공적으로 집도해 주신 원장님께 감사드립니다.

14. 60대에 취직이 되었어요! / (60대, 여성)

저는 62세의 여성입니다.
평생 다한증을 가지고 살아왔지요.

다한증 치료를 위해 보톡스 치료도 해보고, 약물치료도 해보고 별별 방법을 써봤지만 나아지지 않더군요. 그러다가 수술로도 치료가 된다는 걸 알게 되었습니다. 그런데 이 나이에 수술을 해봤자 무슨 소용이 있을까 싶어서 포기를 했더랬지요. 불편했지만 참고 산 세월이 이만큼인데 그냥 살자 그런 생각을 했지요.

그런데 얼마 전 취직을 하게 됐습니다.
60대에 나를 받아 주는 곳이 있다니! 정말 감사하고 기쁜 일이었습니다.
간호조무사 자격증을 따고 간호조무사로 일을 하기 시작했습니다.
일을 하니까 생활에 활력도 생기고, 몸과 마음이 건강해지고 정말 좋았습니다.

사회가 아직도 나를 원한다고 생각하니 정말 감사했습니다.

그런데 손 다한증이 업무를 볼 때 정말 불편하게 하더라고요. 함께 일하는 동료들에게 민폐를 끼치기도 싫어지고요. 의료폐기물 관리할 때도, 약품관리, 비품소독 일지 등을 쓸 때도 종이가 축축하게 젖어들 때가 빈번해졌습니다. 손으로 하는 일이 대부분인데 불편하기도 하고 더 일을 정확하게 잘하고 싶은데 방해가 되기도 하더라고요.

이 나이에 무슨 수술까지...라고 생각하던 제 마음이 바뀌었습니다.
100세 시대라고 하잖아요.

앞으로 살아갈 날이 또 많이 남았고, 무엇보다 일을 정확하게 하고 싶었습니다. 정말 기적처럼 취직이 돼서 새로운 활력을 주는 직장을 잃고 싶지는 않았으니까요.

강남베드로병원에서는 보상성 땀 걱정도 없는 수술을 한다는 정보를 접하고 수술 상담을 했습니다.
1박 2일 동안 입원을 해야 한다고 해서 직장 출근에 지장을 주지 않게 금요일에 수술이 되냐고 물어봤습니다. 다행히 수술 시간을 맞출 수가 있더군요.

금요일에 수술은 잘 되었습니다.

양 겨드랑이 절개 부분의 통증도 생각보다 심하지 않았습니다.

금요일에 수술을 받고 월요일에 바로 출근을 했지요.

이제 기록지를 쓸 때도 의료기기 점검을 기록할 때도 땀 없이 업무를 잘 하고 있습니다. 인생은 60부터라는 말이 정말 그럴까 싶었는데요, 정말 인생은 60부터더군요.

다한증으로 불편한데 나이가 많아 수술을 고민하는 분들에게 수술로 달라진 제 일상을 공유하고 싶습니다.

60대에 취직을 한 것도, 다한증 수술로 불편했던 땀범벅 생활을 청산한 것도 모두 다시 태어난 것처럼 감사하고 생활에 활력을 얻고 있습니다. 적극 치료도 적극 취업도 모두 포기하지 마시기 바랍니다. 정말 그 이전 의 땀범벅 생활을 하면서 얼마나 불편했던지 생각하면 너무 개운한 생 활입니다. 100세 시대! 60대에도 얼마든지 일상을 바꿀 수 있답니다.

수술을 잘해주신 강남베드로병원 수술실의 모든 분들에게 감사드립 니다.

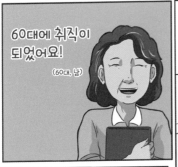

60대에 취직이 되었어요!

(60대, 남)

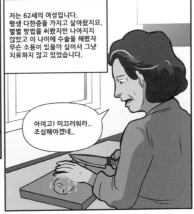

저는 62세의 여성입니다.
평생 다한증을 가지고 살아왔지요.
별별 방법을 써봤지만 나아지지
않았고 이 나이에 수술을 해봤자
무슨 소용이 있을까 싶어서 그냥
치료하지 않고 있었습니다.

아이고! 미끄러워라..
조심해야겠네..

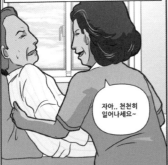

그런데 얼마 전 취직을 하게 됐습니다. 60대에
간호조무사 자격증을 따고 간호조무사로 일을
시작했어요. 일을 하니까 생활에 활력도 생기고
몸과 마음이 건강해져서 정말 좋았습니다.
사회가 아직도 나를 원한다고 생각하니 정말
감사했습니다.

자아.. 천천히
일어나세요~

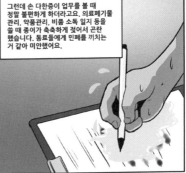

그런데 손 다한증이 업무를 볼 때
정말 불편하게 하더라고요. 의료폐기물
관리, 약품관리, 비품 소독 일지 등을
쓸 때 종이가 축축하게 젖어서 곤란
했습니다. 동료들에게 민폐를 끼치는
거 같아 미안했어요.

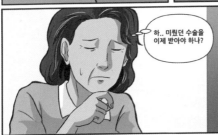

하.. 미뤘던 수술을
이제 받아야 하나?

앞으로 간호조무사로서 살아갈 날이 또
많다는 생각에 수술을 받기로 결정했습니다.
100세 시대라고 하잖아요.
오랜만에 취직이 돼서 새로운 삶을 살고
있는데 다한증 때문에 직장을 잃고 싶지
않았어요.

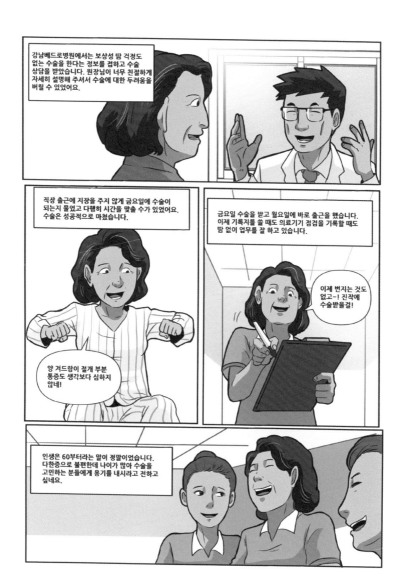

※ 다한증의 생활 속 관리법

- 평소 샤워를 자주 해서 청결을 유지한다.
- 겨드랑이 털은 깎거나 짧게 한다.
- 땀 흡수가 잘 되는 면 소재 옷을 입는다.
- 상의는 너무 꽉 끼지 않고, 통풍이 되는 것을 선택한다.
- 겨드랑이에 파우더를 사용해 건조하게 유지한다.
- 향수 등 방취제를 사용한다.
- 자극적인 음식 섭취를 줄인다.
- 긴장·흥분 등 감정을 조절한다.
- 손을 자주 닦는다.

생활 속 다한증 관리법

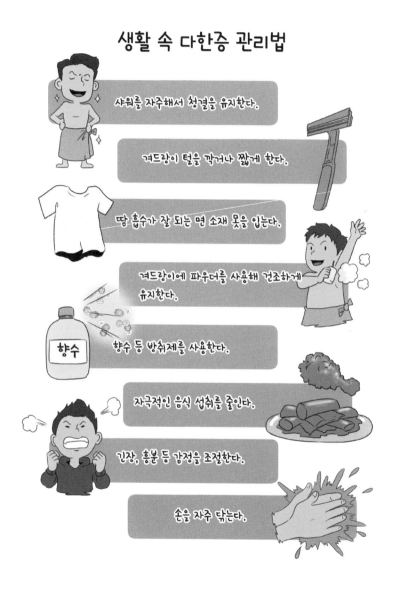

샤워를 자주해서 청결을 유지한다.

겨드랑이 털을 깎거나 짧게 한다.

땀 흡수가 잘 되는 면 소재 옷을 입는다.

겨드랑이에 파우더를 사용해 건조하게 유지한다.

향수 등 방취제를 사용한다.

자극적인 음식 섭취를 줄인다.

긴장, 흥분 등 감정을 조절한다.

손을 자주 닦는다.

<다한증 자가 진단 체크 리스트>

□ 25세 이전에 발병했다.

□ 좌우 대칭으로 땀이 난다.

□ 수면 중에는 땀이 나지 않는다.

□ 일주일에 한 번 이상 땀이 심하게 많이 난다.

□ 가족력으로 다한증이 있다.

□ 일상생활에 지장을 줄 정도라 느껴진다.

두 가지 이상 체크되었다면 다한증일 수 있습니다.

< 다한증 자가 진단 체크 리스트 >

*두 가지 이상 체크되었다면 다한증일 수 있습니다.

☐ 25세 이전에 발병했다.

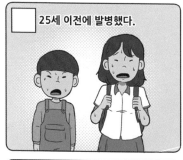

☐ 좌우 대칭으로 땀이 난다.

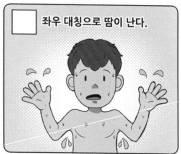

☐ 수면 중에는 땀이 나지 않는다.

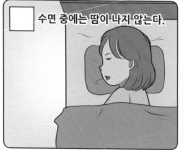

☐ 일주일에 한 번 이상 땀이 심하게 많이 난다.

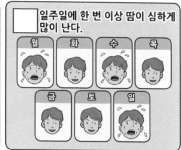

☐ 가족력으로 다한증이 있다.

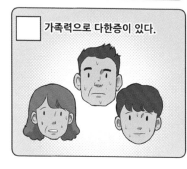

☐ 일상생활에 지장을 줄 정도라 느껴진다.

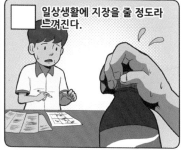

7 장 _⌇ 다한증! 이럴 땐 어떻게 해야 할까요? (Q&A)

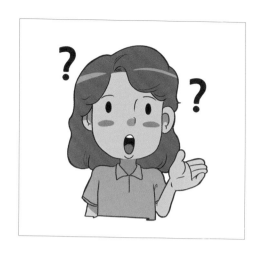

많은 환자분들이 저희 병원 홈페이지나 블로그를 통해서 다한증에 대한 궁금증을 질문하십니다. 그 질문들 중에서 같이 알아봤으면 하는 내용을 공개해봅니다.

Q1. 저는 갱년기 여성입니다. 갱년기에 접어들면서 얼굴이 화끈거리고 머리에서 땀이 줄줄 흐르는 현상이 잦아졌는데 이게 일시적인 것인지 저에게도 다한증 증상이 생긴 것인지 궁금합니다.

갱년기는 여성의 월경이 완경이 되는 1년에서 3년 사이의 기간을 말합니다. 이 시기에는 호르몬의 변화로 여러 가지 신체적인 이상 증상이 동반됩니다. 현기증, 이명현상, 불면증, 두통, 발작성 흥분, 안면홍조, 두통 등의 증상이 나타나는 현상은 갱년기 증후군이라고도 부릅니다. 원인은 난소 기능의 급격한 쇠퇴로 인한 호르몬 부족인데요 특히 땀이 많이 나서 고생하시는 분들이 의외로 많습니다. 갱년기 여성들이 호르몬 부족으로 인해서 오후에 상열과 함께 식은땀이 나는 증상을 많이 호소합니다.

이럴 때는 병원에 가서 정확한 진단을 하셔서 여성 호르몬을 복용하거나 수면 장애를 치료하기도 합니다. 수술을 권할 단계인지는 전문 의료진을 통해 내원을 하셔서 상담을 받아보는 것을 권합니다. 단순히 갱년기 증상으로 인해 땀이 일시적으로 많이 나는 것과 일상생활에 지장을 줄 정도로 심하게 나는 다한증의 증상은 조금 다르기 때문입니다. 일시적인 것이라면 충분한 수면과 운동, 마인드 컨트롤로 어느 정도 극복은 할 수 있습니다.

Q2. 제가 땀이 불편하게 많이 나긴 하지만 이게 정확한 다한증인지 아닌지 알기 애매합니다. 병원에서는 확실한 진단 방법이 있나요?

보통 증상을 듣고 손이나 발 등 신체에 병적으로 땀이 나는 환자들에게 다한증 치료를 합니다. 그런데 정확한 진단을 위해서 병원에서는 요오드 녹말 검사라고 해서 녹말이 젖는 것을 보고 판단하기도 하고 손을 조금만 만져 봐도 얼마나 많은 땀이 나오는지 알 수는 있습니다. 적외선 체열검사를 통해서도 땀이 많이 나는 것을 파악할 수 있습니다.

Q3. 얼마 전에 알았습니다. 다한증을 수술로 치료할 수 있다는 것을요. 그런데 교감신경을 수술한다는데 위험하지 않나요?

많은 분들이 수술이 잘못 될까 봐 걱정을 하십니다. 하지만 다한증 교감절제술은 최소한의 절개로 해당 다한증에 관여하는 교감신경 레벨만을 정확히 짚어서 절제하기 때문에 이상 증상이 생기는 경우가 거의 없습니다.

Q4. 보상성 다한증은 언제 나타나나요? 그리고 보상성은 무조건 생기나요?

보상성 다한증이 종종 생기는 분들이 있는데 그것은 예측할 수가 없습니다. 언제 어떻게 어디로 나타날지 추측을 할 수 없습니다. 하지만 단일공 교감신경 절제술을 하고 나서 보상성 다한증이 나타나는 경우는 극히 적었습니다. 거의 수술 환자의 3%의 확률로 수술 후 보상성 다한증이 나타났습니다. 다른 병원에서 클립으로 수술을 하고 보상성 다한증이 나타난 사람이 저희 병원의 수술을 받고 난 후 땀이 모두 잡힌 경우도 많았습니다.

Q5. 저는 수술을 하고 싶은데 마취 깬 뒤에 통증이 너무 두려워요. 통증이 어느 정도일까요? 그리고 회복 기간은 어느 정도 잡으면 될까요?

수술 후 경과는 사람마다 다르지만 대부분의 수술 환자들이 빠른 회복을 하고 당일 조금 겨드랑이가 뻐근한 것만 빼면 별 불편함 없이 반나절 만에 편안해집니다. 하지만 하루 입원을 해서 폐기능이 정상적인지 체크를 해야 해서 병원에서 1박 입원을 합니다. 어떤 분들은 다음 날 퇴원하고 바로 일터로 가실 정도로 수술 후 통증은 크지 않다고 보시면 됩니다. 다른 수술에 비해서 통증의 경도는 매우 낮습니다.

보통 수술 후 다음날부터 일상생활에 큰 지장이 없고, 실밥은 없습니다. 의료용 테이프로 붙여드리며 수술 후 10일 동안 절개 부위에 물이 들어

가지 않게 조심하시면 됩니다.

Q6. 겨드랑이 땀으로 인한 액취증으로 고민하는 여성입니다. 얼마 전에 겨드랑이에 땀 주사를 놓으면 괜찮다는 보톡스 치료법을 알게 되었는데요, 주기적으로 주사를 맞아야 하는 건가요?

겨드랑이 다한증 같은 경우 많은 분들이 보톡스 치료법을 택하고 있습니다. 수술로 인한 부작용을 염려하지 않아도 되고 치료로 주사 후 당일 샤워만 피해 주면 되는 편리함 때문이지요. 보통 3~6개월 정도의 기간 동안 땀이 나지 않는 효과가 지속됩니다. 여름철 전에 보톡스 치료를 하면 그 해가 끝날 때까지는 문제가 없지요. 간혹 효과가 9개월 넘게 지속되는 환자분들도 있습니다. 보톡스 치료로도 겨드랑이 땀은 확실히 줄어드는 효과가 있어 겨드랑이 부분만 고민이신 분은 보톡스 치료를 권해드리기도 합니다. 다만 유지 효과 면에서 개인차가 있으며 반복되는 보톡스 치료로 내성이 생겨 효과가 1~2개월 정도로 줄어드는 경우도 있습니다. 이런 경우 레이저 시술이나 교감신경 절제술에 대한 상담을 받아보시면 됩니다.

Q7. 살이 갑자기 쪄서 고도 비만이 되었습니다. 살이 찌면서 여러 가지로 불편한 점이 많은데 그중에 하나가 지나치게 땀이 많이 나는 체질로 변한 것입니다. 살을 빼면 해결이 될까요?

비만해지면서 다한증을 호소하는 환자들은 많습니다. 일반적으로 다한증은 비만한 경우와 신경이 아주 예민한 경우, 심장이 좋지 않을 때 나타나는 경향이 있습니다. 살을 빼면 그전처럼 땀이 적게 날 수도 있습니다. 적정 체중조절로 몸을 정비하고, 명상이나 요가 등으로 정신적 긴장을 해소하는 습관을 만들면 좋습니다. 특히 몸에 열을 높이는 음주와 신경을 자극하는 흡연을 삼가며, 고칼로리의 기름진 음식이나 보양식, 과식을 피하시기 바랍니다. 지방의 축적을 막고 심폐 기능을 도와주는 유산소 운동인 걷기와 달리기도 도움이 될 것입니다. 그래도 많이 불편하면 땀을 억제해 주는 연고나 치료제를 권하기도 합니다.

Q8. 돌이 안 된 아이의 엄마입니다. 겨울에 이불을 덮어 재우면 아이가 항상 베개가 다 젖을 정도로 땀을 흠뻑 흘립니다. 낮에도 손과 발에 땀이 많아 과하다 싶을 정도로 손발이 축축해요. 아프거나 그렇지 않고 잘 노는 아입니다. 아이 아빠가 다한증이 있는데 혹시 유전일까요? 유아기에도 다한증이

나타날 수 있나요?

대부분 아이가 어른들보다 땀을 더 많이 흘립니다. 그러나 다한증 증상은 10대 이후에 나타나는 경우입니다. 유아기에는 땀이 많이 나면 심장이나 갑상선 질환을 의심해볼 수도 있으니 병원에서 진료를 해보시는 걸 권해드리겠습니다.

유아기에는 파악되지 못하나 10세 이후에 나타나는 경우가 많습니다. 2010년 보고에 의하면 다한증은 15세에서 30세까지 인구에서 약 300명 중 1명에게 발병하며 12.5%는 가족력이 있는 것으로 보고되고 있습니다. 하지만 유전적인 요인에 의해 발생하는 사례도 있으나 요즘은 스트레스 혹은 심한 외부 자극에 의해 발생하는 경우가 늘어나고 있습니다. 유전 여부는 청소년기가 되었을 때 알 수 있습니다.

Q9. 몸무게가 100kg이 넘는 비만 체형입니다. 긴장이 되거나 답답할 때 머리를 시작으로 땀이 비 오듯이 나고 운동을 시작하면 5분도 안 돼 머리가 다 젖습니다. 요즘같이 더운 날은 더 심해서 점점 대인기피증도 생깁니다. 약으로 해결하는 것이 좋을까요? 비만인 체질도 수술을 할 수 있는지요?

강남베드로병원에서 시행되고 있는 단일공 교감신경 절제술은 점점 보편화되고 있습니다. 수술은 전신마취 상태에서 양측 흉부 교감신경을 절단하게 됩니다.

수술에 필요한 피부 절개는 1cm 정도의 크기로 흉터가 잘 보이지 않는 곳을 골라 시행합니다. 수술 시간은 30분 정도입니다. 두한증 환자에게 단일공 교감신경 절제술을 시행했을 때 얼굴의 발한이 성공률은 높은 편이며 보상성 다한증 발한도 매우 적습니다.

만약 약물치료를 하고 싶다면 글리코피롤레이트(Glycopyrrolate) 성분의 먹는 약이 있습니다. 의사의 처방이 필요한 약으로 효과는 80% 정도 나타납니다. 약의 부작용은 심하게 입, 코, 눈의 마름 현상, 두통, 변비, 알레르기 반응 등이 있고 하루 3번 먹어야 합니다. 복용 후 15분 이내에 효과가 나타나며 평균 6~10시간 정도 유지됩니다.

Q10. 저희 아이는 초등학교 고학년이 되면서 다한증 증상이 나타나서 매우 불편해하고 있습니다. 10대 초반인데 수술이 가능할까요? 다한증 수술은 몇 살부터 가능합니까?

다한증은 두 가지로 분류됩니다. 체질적으로 나타나는 일차성 다한증과 다른 질병 등으로 인해 나타나는 이차성 다한증으로 나뉘게 됩니다. 일차성 다한증의 경우 아이 때부터 시작되지요. 그래서 초등학생 때도 땀으로 인해 일상생활에 불편함을 느끼게 되는데요, 초등학교부터 손에서 나는 땀으로 공부가 불편할 수도 있고, 친구들과의 관계도 어려울 수도 있고 스트레스가 되기도 합니다.

실제 학업에 영향을 주기 때문에 수술적 치료를 고민하고 결정하는 경우는 10대에서 20대 학생들의 비율이 꽤 높은 편입니다. 그래서 다한증 치료에서 정해진 나이가 있는 것은 아닙니다.

10대 초반 아이의 경우 아이의 성장 정도(키/체중)에 따라 수술 여부를 고민하고 결정할 수 있습니다. 강남베드로병원에서는 13살의 친구가 수술해서 크게 효과를 본 경우도 있었습니다. 성장 여부에 따라 수술이 가능한 편이고 수술 가능 여부는 상담을 통해 확인할 수 있습니다.

Q11. 손, 발 다한증입니다. 수술 말고 시술로는 되지 않나요?

다한증은 기능의 이상으로 생긴 것이기 때문에 시술을 하면 일시적으로 좋아질 수 있습니다. 그러나 시술 방법으로는 3~6개월 정도밖에 좋아지지가 않습니다. 오히려 반복되는 시술로 인하여 신경 유착이 발생되면 2차적인 통증이 발생할 수 있습니다. 특히, 발 다한증 같은 경우에는 시술보다는 적극적인 수술을 권합니다.

다한증 중증도 단계별 체크	
다한증이 당신의 생활에 미치는 영향을 중증 단계로 확인 하세요	
1단계	땀이 뚜렷하게 나지 않으며, 일상생활에 지장을 주지 않는다.
2단계	땀이 견딜만 하게 나지만 때때로 일상생활에 지장을 준다.
3단계	땀이 자주 나고 일상생활에 자주 지장을 준다.
4단계	땀이 견딜 수 없게 나고 항상 불편할 정도로 일상생활에 지장을 준다.

8장 다한증 치료의 보람

베드로 선생님! 윤강준 원장님의 회고록

다한증 치료의 횟수를 거듭하면서 전국 곳곳에서, 때로는 해외에 거주하시는 분들이 우리 병원을 찾아오시는 걸 보며 30년간 신경외과의로서 관점을 재조명하게 되었습니다.

　저는 그동안 신체 기관의 한 부분인 뇌와 척추신경, 특히 자율신경계를 조절하는 말초 신경 부분 교감신경의 절제술 분야에 집중해왔습니다. 진료로 매일매일 마주하는 환자들의 일상을 경험하면서 다른 연령층과 다른 성별, 다른 증상을 관찰하며 신중하게 풀어가고 있습니다.

　신경외과 전공의 시절, 스텝 선생님 한 분께서 다한증 수술에 대해 관심을 권유하게 된 계기가 그 시작이었습니다. 신경외과 교과서인 요만(yoman) & 추미텍(schmidek & sweet) 신경외과 수술 책을 길잡이로 삼아 흥미로운 열정이 시작되었고 지금까지 계속 보람과 의미를 깨닫게 합니다.

　초창기에는 환자를 엎드려 놓은 상태에서 교감신경 절제를 시행하였습니다. 나름대로 수술은 잘 되었지만, 진행되는 방법이 매끄럽지 못해 수술 후 증세는 호전되었지만 오랜 입원 기간으로 환자들에게 쉽게 수술을 권할 수 없던 답답한 시기도 있었습니다. 하지만, 이제 1박 2일 입원 후 퇴원이 가능하여 일상생활의 복귀가 가능해졌습니다. 흉터 부담도 없는 안전수술이 특징이라 좋은 결과의 확신을 열고, 환자치료에 적극적인 입장을 가지게 되었습니다.

사람은 태어나서 생명을 다할 때까지 생로병사 안에서 희로애락의 순환과정을 함께 합니다.

이런 현상 안에서 신체와 정신의 균형과 조화에 끊임없는 관심을 갖게 되고, 의문을 거듭하게 됩니다. 그 과정에 올바른 이해와 연구를 통한 건강한 복귀 본성은 누구나 갖고 있습니다.

신체는 근육과 신경세포, 큰 것과 작은 것에 이르기까지 서로 보완하고 조화를 유지하면서 각각의 역할과 기능을 맡고 있습니다. 삶의 어느 시점에 신체 한 곳의 문제가 발생하면 여러 기능과 더불어 정신적인 문제도 잇따라 옵니다. 그중 땀은 사람의 신체를 보호해 주는 피부에는 없어서는 안 될 중요한 신체 반응입니다.

그런 고마운 땀이 과하게 나타나는 증세가 '다한증'이라는 병명을 갖고 불쑥 불청객으로 나타나는 것입니다. 다한증은 전 세계 인구의 약 4%

정도이며 우리나라는 그에 비해 발병률이 3~4배 정도 더 높은 편입니다.

다한증세는 몸의 이상을 알려주는 신호입니다. 전문가의 진단을 통하여 간단히 치료하여 이전의 삶을 되찾을 수 있음에도 많은 분들은 건강에 대한 부족한 지식과 부정적 생각, 오해로 인해 치료를 미루는 경우가 많습니다.

결국 다한증으로부터 불편함을 넘어 고통으로 변하게 될 시기에 병원을 찾아온 환자들은 그동안 일상의 삶에서 불편과 스트레스로 자신들이 엉뚱한 길에서 가로막혀 있음을 알아차렸을 때입니다.

그들은 연인과 다정하게 손잡는 일, 화장하고 멋을 한껏 내보는 일을 방해하고, 일상적인 업무, 중요한 시험, 사적 모임과 공식적인 행사 때마다 흥건한 땀으로 쏠리는 시선에 시달려 왔기에 무엇보다 적극적인 치료의 방향을 모색합니다.

신체의 온전함이란 불편함을 모르고 적극적인 활동을 해낼 수 있는 자연스러운 상태를 뜻하는 것입니다. 신체에서 보내는 작은 신호들은 함께 도전하고 극복해서 더 나은 삶의 여정으로 옮겨 가라는 수호천사의

메시지이기도 합니다.

  아직 다한증 수술에 대해서는 수술 후 일부에서 생기는 보상땀에 대한 연구가 조금 더 이루어져야 합니다. 거기에 따라 극복되는 치료에 대해서는 계속해서 연구해 나가겠습니다.

  땀으로 인해 고민하면서 올바른 치료 방법을 몰랐던 분들과 적극적 치료를 결심하고 찾아오는 환자들 덕분에 더 깊이 연구를 하며 안내가 되는 이 책을 쓸 수 있었습니다. 이 책이 저 자신과 많은 분들에게 용기와 희망이 될 수 있기를 바랍니다.

  수고와 격려로 보탬이 되어준 이피제니아 아내에게 감사를 전합니다.